“信じて待つ”

面談エピソード集

患者に寄り添う
医療コミュニケーション

廿日出 庸治 著

メディカルNLPコミュニケーション研究所 代表

サンルクス

目次

患者に寄り添う医療コミュニケーション

Q & A

Contents

■はじめに■

まずはこの本を手にしてくださってありがとうございます。

この本はＮＬＰという心理学を学んだ私が、整骨院院長という立場で日々患者さんの治療にあたる風景を書いたものです。

ＮＬＰは「神経言語プログラミング（Neuro-Linguistic Programming）」の略で、人間の「神経＝知覚のフィルター・言語＝言葉や非言語・プログラミング＝条件反射」を解明し、それを活用してコミュニケーションの質を上げ、問題の解決や理想の実現に役立てるためのスキルです。

著者である私は、広島県東広島市で整骨院を経営しています。整骨院とは、腰や肩、首、膝などの身体の痛みを訴える方が治療を受けに来る場所です。私自身がランニングやスポーツが大好きだったことから、患者さんには部活動を頑張る生徒・学生がたくさん来ていました。

その中には、実力があり怪我が治ったにもかかわらず、出場した大会で全力を出し切れない生徒がいます。私はこの子たちの声かけに苦労しました。

「また次頑張ろうね！」、「気にするな！」、「悪いイメージを引きずるな！」

当時私が考えられる精いっぱいの心へのフォローはこれが限界でした。

「この子たちを何とかしたい」「大事なところで全力が出し切れるようになってほしい」

その想いで探し当てたのがＮＬＰでした。


私がＮＬＰを学び始めたのが２００６年。当時は東京や大阪の２大都市くらいしかＮＬＰの講習はありませんでしたので、東広島から大阪まで２週間に１度の週末を利用し、合計約５カ月にわたって学びに行きました。するとどうでしょう。明らかにそれまでの声かけ・働きかけと違っているのが自分でも分かりました。

臨床でどんどん活用してみると、スポーツ選手のコンディショニングにも使えるのはもちろん、意外なことにメンタル疾患・慢性痛・自律神経疾患の患者さんにも症状に変化が出ることが分かってきました。

当時は現在ほど〝心と身体の相関〟が言われていない頃でしたので、私にとっては大発見でした。そして、「この役に立つスキルが医療従事者全般に広がると救われる患者さんが増えるな」という一心で2007年にメールマガジンを発刊し始めました。

この本に収められている内容はそのメールマガジンが元になり編集されています。


治療院や病院などに心身に不調を抱えてこられる患者さんは、一様に〝不安〟も抱えています。肉体的に変化を起こして不安を軽減することは当たり前のことですが、実はそれと同じくらい治療効果を発揮するのが働きかけ（コミュニケーション）です。

肉体の怪我には注射や手術・湿布や手技などの治療が必要です。

心の捻挫・心の骨折・心の肉離れ・心の脱臼・心の痛みには、言葉の注射・態度の湿布・心の施術が必要です。


医療従事者や対人支援に関わる専門家が、この本を読むことにより「新しい視点」を得ていただけたなら幸いです。

それではリラックスしてお読みください。

Prologue

潜在意識に働きかける

潜在意識に働きかけて困りごとを解決する

point

- 自分の中、患者さんの中のルールを見つける。
- 不自由になったことや不安の解消が患者さんの目的。
- 自分であるための深層心理に目を向ける。
- 蓋《ふた》をされた潜在意識に働きかける。

●「自分の中のルール」を見つけよう

私は、パソコンに疎い人間です。疎いけれども、必要なので頑張って操作しています。こういう人間はイレギュラーに弱いです。ちょっとしたトラブルでも何が起こったか分からず、右往左往してしまいます。私は試すのが好きなのでパソコンで書いていますが、通常のメカ音痴ならもう断念しています。

これって、皆さんの所に通う患者さんにもあてはまりませんか？

一般の人たちは、身体についての知識を私たちのようには持っていません。そうした人たちに「痛い」「辛《つら》い」といったトラブルが起きると、まず右往左往してしまいます。そんな時、丁寧に語りかけてくれる先生がいて完治までナビゲートしてくれたらファンにならないはずがないですね！　そんな先生、あるいはリーダーを目指したいものです。


さて、月曜日の朝、皆さんはどんな気持ちで仕事に向かいますか？　次のうち、どれでしょうか？

1　元気いっぱい
2　ちょっと憂鬱《ゆううつ》
3　日曜日の過ごし方による
4　逃げたい

幸い、私は1の「元気いっぱい」で仕事に向かいます。なぜなら、「何曜日だろうと患者さんに対面するには、自分が元気じゃないといけない」という「自分の中のルール」があるからです。

ただ、私自身よく振り返ってみると1から4の間で実は感情が揺れ動いていました。そして、最終的には「自分の中のルール」に従って、1へと調整しているようでした。

皆さんの所に来る患者さんはどうでしょうか？　足を運ぶまでにいろいろな感情の中で揺れ動いているかもしれませんね。

「今日は早く先生の顔を見たいな」とか、「なんだか足取りが重い」、「昨日の夫婦喧嘩のせいで今日はイライラする」、「行くのが面倒だ」など、さまざまな思いで来る患者さんをどのように迎えればいいのでしょうか？

人は誰でも元気いっぱいでいたいはずです（元気になりたいから、皆さんの院に来るわけです）。ですから、**「元気でいなければいけない理由」を一緒に見つけてあげる**と、それが患者さんのルールになって、自動的に元気になっていきます。

●患者さんは痛みを消しに来ているわけではない

皆さんの院には、「腰が痛い」、「肩が凝る」、「気分が悪い」、「耳が痛い」、「お腹が痛い」、「ニキビ跡を消したい」、「痩せたい」などの症状を訴えて患者さんがやってきます。では、そうした患者さんに対して、腰痛や肩凝りを治してニキビ跡を消し、痩せさせることができたら皆さんは役割を果たしたと言えるでしょうか？

答えは、「ノー」です。

患者さんは、「腰の痛みを消す」ために来ているわけではありません。「腰の痛みによってできなくなったこと」、「不自由になったこと」、「将来への不安」などを解消するために来ているのです。そうした観点から治療をするといいと思います。

要するに、**「困りごと解決センター」のようなもの**ですね！　ここをクリアにすると、「順調に治っていたのに急に来なくなった」など先生の不満、不安もなくなります。

●自分が自分であるための支えを守る

「困りごと解決センター」について、もう少し具体的に話してみましょう。

私が床に伏せていたある日のこと。病院嫌いの私も、連日続いた熱と関節痛、妻の説得にいよいよ受診する決意をしました。

ギリギリまで耐えていたものの、熱と関節痛の肉体的辛さと「長引いたら困るでしょ」という妻のセリフに折れたわけですが、その時私は自分に質問してみました。

「長引くと困るのだろうか?」→「患者さんを診られない」→「お断りしないといけない」→「患者さんが困る」…となるかなと思ったのですが、実は違う答えが出てきました。

どんな答えが出てきたかというと、「いつも元気でいなくてはいけない。いつも受け入れてあげたい」という自分の仕事上の心の支えとなる深層心理でした。

なるほど、自分はこの自己認識を保つために大嫌いな注射を甘んじて受け(涙)、連日にわたる通院を覚悟したんだと理解できました。

「先生、腰が痛くなって困っているんだけれど」、「眠れなくなって困っています」、

「痩せたいんです」といった声の深層には、**自分が自分であるための支えを守ろうとする働き**があるのです。

●潜在意識に働きかけること

では、そのような深層心理への問いかけは、どのような時に使えるのでしょうか？
それを診療のさまざまな場面にあてはめると、

・先生の思いや治療方針を患者さんに上手に伝えたい時
・いろいろなタイプの患者さんに振り回されることなく効率良く治療を進めたい時
・通院継続率を上げたい時
・心身症が考えられる場合のサポートに
・アスリートの成績向上に

と、きりがありません。

そして、こうした心の働きを学び続けていくと、「売り上げや患者数のコントロール」、「自分の目標達成のコントロール」、「自分の感情のコントロール」、「人生のコントロール」ができるようになります。

例えば、「新しいメニューの導入をスムーズにする」、「上手な広告をつくる」、「値上げをスムーズに行う」、「自院のブランドをつくる」などが可能になります。決して、**媚《こ》びたり愛想笑いをしたり、頼み込んだり、あるいは説得したりしません。**

そこではまず、「潜在意識に働きかけること」が大切です。「潜在意識」というと「何か胡散臭《うさんくさ》い」と思う人もいるかもしれませんが、特別なことではありません。それは、「蓋をされた経験と感情」です。

●本人も気づいていない意識にアクセスする

さて、ここで一つ例を挙げてみることにします。

先日、中学陸上部の男子生徒が当院に入ってくるなり、「やめたい〜、やめたい〜」と訴えていました。彼は1年生で、陸上競技では広島県の3本の指に入る子でした。前途有望な子がそんなことを言い始めたので、保護者の方が心配して連れてこられました。

最初は、「自分は朝が弱いので朝練習が辛い」などと言っていました。これは本音ではないと思ったので、さらに聞くと「自分は1500メートルくらいの中距離が得意なのに、今は駅伝のために3000メートルくらいの長い距離の練習をするのが辛い」と言います。

通常なら、会話はここで終わりでしょうが、**深層心理を知るためにそこから先に話をどんどん続けてもらいました**。すると、「学年が上がっていくと、ほかの子も伸びてきて抜かれるかも」とか、「今はトップクラスにいるけれど、みんなからマークされて抜かれるかも」などという恐怖心が聞けるようになりました。

そして、最終的には、「自分は人一倍負けず嫌い」だということに自分自身が気づいて落ち着きました（もちろん、最後に「人一倍負けず嫌いなんだね」とバックトラックも忘れずに入れました）。

そのように、本人も気づいていない意識にアクセスします。ちなみに、その子は「負けず嫌いの自分を満たす」には、「やはり練習しかない」ということに気づいて、その翌日からいつも通り練習に参加しました。

●自動的に反応してしまう脳の仕組みを活用しよう

潜在意識とは、「蓋をされた経験と感情」と述べましたが、疑問に思う人も多いのではないかと思います。そこで、もう少しお話しすることにします。

有名な例えで「レモンを見ると唾液が出る」という反応がありますね。これは、以前にレモンを食べた経験が元になり、「酸っぱい」という体験が再現されているのです。食べなくても、「酸っぱい」という体験が自動的に思い出されて、唾液がドーッと出ます。

つまり、

1 レモンを食べる ↓ 2 酸っぱい ↓ 3 唾液分泌

という体験があると、そのあとは、

1 レモンを見る ↓ 3 唾液分泌

となります。

「酸っぱい」という感情を体験しなくても、身体が自動的に反応してしまうのです。

この法則は、治療家の皆さんなら周知の事実ですね。

では、このことを臨床的にあてはめてみましょう。

1 デスクワーク → 2 徹夜続きで肩凝りバリバリ → 3 首が回らなくなるほど辛い

この時、「首が回らなくなるほど辛い」という体験が痛烈であればあるほど、

1 デスクワーク → 3 首を痛める

という記憶ができあがり、実は徹夜をしなければならない状況が悪いのですけれど、「座る姿勢が悪いのかしら」という的外れなコメントが患者さんから聞かれる

ようになります。

これは、逆の仕組みも利用できます。

1 腰を痛めた → 2 治療を受けた → 3 良くなった

という体験を患者さんはしています。この「治療を受けた」ということが患者さんに強烈にインプットされると、

1 腰を痛めた → 3 良くなる

というプロセスを達成するために、患者さんは自動的に治療を受けた院をもう一度訪れるようになります。そうした脳の仕組みを活用することが、患者さんに喜んでもらい信頼を築くためのコミュニケーション術では大切です。

では、次章から私の体験を紹介することにします。

喜びと信頼の医療
コミュニケーション術

Case study

Case study 1

「うつ症状のある女子大生」

point

・患者さんの心の深層の問題が見えても、誘導して聞きださない。
・自然な会話の中で患者さん本人の気づきを大切にする。
・患者さんの目線で感情に触れる質問をすると会話が続けやすくなる。
・患者さんの「世界観」を知ることがコミュニケーションの重要ポイント。
・主役はあくまでも患者さんであることを忘れない。

患者さんのデータ

●23歳。女子大生。
●主訴は「肩凝り・肩の緊張が取れない」（9年ほど続く症状）。
●一見して分かる「うつ」の症状。

さて、まず一通のメールを読んでみてください。

廿日出先生
あけましておめでとうございます。

いつもお世話になってます。

今日14時半に予約を取っていたんですが、ちょっと日付を勘違いしてしまって、行けませんでした。本当にすみません。

年始は実家に帰ってきました。実家では先生のみかん大評判でした。

私はちょっと得意げでした（笑）。

うちの祖母から先生にお土産があるので、近いうちにまた持っていきます。

昨年は本当にお世話になりました。何だか本当にすごい1年でした。

先生がいて下さったことが、どれほど心強かったか分かりません。

私にとってはあまりにも激動の1年という感じだったので、まだ呆然《ぼうぜん》としていますが、でもなんとなく、大体のことがいい感じになる予感がします。

そんな感じです。今日は本当にすみませんでした。また伺います。

今年もどうぞよろしくお願い致します。


これは、ある患者さんから届いたメールです。

患者さんの年齢は23歳。女子大生です。初診は前年の3月でした。主訴は「肩凝り・肩の緊張が取れない」でした。

しかもそれは高校生の頃からの症状で、「たまに膝が痛くなったり腰が弱いと感じるので、なんとか強い身体になりたい」と相談に来ました。

当院特製の問診表でのチェック項目は、「耳鳴り・首肩痛・腰痛・膝痛・慢性疲労感・不眠・冷え性・アトピー・アレルギー・鼻炎・顎《あご》の痛み」でした。

そして、一見して分かる「うつ」を持っており、3年前から精神科に通院中でもありました。

結果から言うと、かなりの変化が見られた例です（治ったとは言いませんが）。

私自身は魔法の技術は持っていません。深層心理を探る「質問技法」を主に使って対応した結果が、ご紹介したメールとなりました。

●本人の気づきを大切にする

ここで一つ事前にお伝えしておきたいのは、私自身「決して治そうとして対応していない」ということです。

患者さんの表面的な「身体」の問題に、「心」の深層の問題が関与しているのは私の目から見て明らかであっても、本人がそのことに気づくまでは勝手に誘導しないことが大事ではないかと思います（これは何回かの失敗例からの学びです）。

皆さんの院に「カウンセリング」と銘打ったメニューが置いてないならなおさらです。いかにも「カウンセリング問答」のごとく質問・誘導されたら患者さんも嫌な感じがするはずです。「いかに自然な会話の中に埋め込むか！」が大事です。

●精神的要因がある場合は少しずつ核心に迫る

では、記憶をたどりながらその女子大生（Aさんとします）とのやり取りをつづってみます。

あちこち不定愁訴を抱えていて、とにかく初診の位置づけは「2回目も来てもらえるようにすること」でした。そのため、彼女が自分の症状について考えていることを聞きだすことに集中しました。すでに問診表に記入してあることでも、再度口頭で聞いてみます。

「腰が痛いんだ?」、「耳鳴りもするんですね?」、「たまに膝も痛くなるんだ?」というように、問診表に記入してあることを復唱すると、Aさんは自ら話し始めます。

そこで、「うんうん」、「そうなんだ」、「それで、それで」と相槌《あいづち》を打ち続けると、言いたかったことや聞いてほしいこと、過去からの経緯、今は言いたくないことなど、いろいろな情報をもらえます。

そして、彼女の場合、そこまでで次のようなことが分かりました。

・眠れないし食べられない。
・精神的なストレスがあるのは自分でも分かっているけれど言いたくなさそう。
・症状が出始めた9年前に診てもらった整骨院で「身体が歪んでいる」と指摘された。

・身体がしんどいのは歪んでいて体力がないからだと思っている。
・なので歪みを直して基礎体力を戻したいと思っている。
・体力が戻ると元気になれると思っている。

身体症状を主訴に来院し、精神的要素が考えられる場合（本当は慢性の場合ほとんどがそうなのでしょうが）、接し方にも段階があるのではないかと思います。

まず、「身体と心がつながっていることを理解できる人」、「身体と心のつながりを全く理解できない人」、「うすうす理解しているが認めたくない人」がいます。

そして、「初回からズバリ言う」、「徐々に教える」、「迂回《うかい》しながら気づいてもらう」のいずれかではないかと思います。今回のAさんの場合は、

「うん、そうか。分かった！　では、体力がつくようにゆっくりと調整していきましょう。最初の1週間は3回来て、翌週は2回来る感じになるけれど頑張れるかな？」

と、徐々に核心に迫っていくことにしました。

●その後もちゃんと来院したAさん

その後、彼女はちゃんと来院しました。

「なぜ来たか？」

それには二つの要因があると思われます。一つは「彼女のスケジュールを事前に聞いていたこと」です。それによると、2週間後に京都の友達の所に行く。その予定を聞くことができたので、彼女の来院の目的を一時的に「京都に行くため」に置き換えました。

慢性的な患者さんの場合、本人も「どうせ」、「やっぱり」、「今度も」という諦めと「もしかしたら」という期待が混在しています。

そうした中で、「2年になるか3年になるか分かりませんが、とりあえず頑張ってみますので今週は3回ほど来てみませんか？」と言うよりも、「2週間後の旅行に行くために、まずは少し通ってみませんか？」と聞いたほうが心の障壁が低くなります。「1年後のフルマラソン、4時間切りのために明日来てください」と言うよりも、「2週間先の5キロに向けて集中治療期間にしましょう。その第一歩として明日来ましょうか？」と言うような感じです。

名付けて、「勝手にキャンペーン作戦」です。患者さんに「行くか行かないか」ではなく、「この期間は来る」という意識になってもらうためのフレーズです（さらりと書いていますが、これは強力です）。

二つ目の要因は、確実に身体に変化を感じられたからです。実感として感じられるのがベストですが、**「変わっていくかも！」と期待を持ってもらうだけでも同じ作用があります。**

人間は、実際に「変わった！」と体験したことと、「変わっていくかも」と脳の中で想像したことでは区別がありませんので、同じ感情を味わってもらえます（これもさらりと書いていますが強力です）。

●京都への旅行がAさんを変える

Aさんの経過を少し具体的に紹介すると、２回目の来院の時に「自分の将来や自分の身体の限界を思い知らされて白昼夢を見た」と苦しそうでした。さらに、３回目の来院の時は「友達と朝まで飲んでいて寝ていない」と辛そうでした。

ふつう、ここまでネガティブなことを聞かされたり身体を痛めつけていたりするのを聞いたら、「指導」したくなるのが治療家です。しかし、そこをグッとこらえて、「うんうん、それはメッチャ怖かったね」「へぇ～、それで何を話していたの?」と、ただただ共感するようにします。楽しそうな時は一緒に楽しむ。辛そうな時は一緒に辛がる。こういう場合は、だいたい「聞いてほしい」という思いのほかに、

「この先生にこんなことを言うとどんな反応が返ってくるだろうか?」

とこちらの出方を試されていると思ってください。

Aさんの場合は、

「自暴自棄な言動をする自分をこの先生は認めてくれるだろうか?」

と無意識に思っていたはずです。

そして、この段階で「指導」していたら、おそらく本音は話さなくなっていたのではないかと思います(それどころか、もう来院しなかったでしょう)。**「愛と無批判をもって聞く」ことに徹しなくてはなりません。**

さて、京都の友達の所に行くというAさん。旅行というものは「非日常」イベン

トです。「旅行をする」という欲求や意思決定には、必ず何かしら心理的な欲求が含まれています（わが家がディズニーランドに行ったのも、家族間の絆を強めるためでした）。

通常なら、ここで「何しに行くのですか？」、「どこか目当てがあるのですか？」、「その友達はどんな友達ですか？」などと聞いてしまいますね。

こうした質問は、患者さんと信頼が築かれていれば問題なく会話の入り口になりますが、まだ親密度が低い場合はまるで「尋問」のようになってしまいます。根掘り葉掘り聞くのは、嫌がられます。

とはいえ、「でも聞きたい！」となりますね。なぜなら、今後の治療の進め方に大きなヒントが得られそうです。

そんな時には、ズバリ「楽しいことをしに行くのですか？」と大枠で聞いておいて、答えが「はい」なら、「そこへ行くことが楽しいのですか？　それともその人に会うのが楽しいのですか？」と中枠を聞くようにしてみましょう。

そして、例えばその人に会うのが楽しいのなら「その人に会うとどんないいことがあるんですか?」と小枠を質問するようにします。

こうした質問によって、強力な材料が得られます。


その質問の流れを、患者さんの目線で振り返ってみましょう。

もし次のような質問の仕方なら、想定される答えは決まってしまいます。


「何しに行くのですか?」→「遊びに行きます」

「どこか目当てがあるのですか?」→「別にないけど、友達とお寺を巡ろうかと思っています」

「その友達はどんな友達ですか?」→「高校時代の友人です」


これでは、会話になりにくいですね。こちら側からどんどん声をかけないと話が続かないパターンです。

なぜなら、これらはすべて「行為や行動、事実」を引き出す質問だからです。

そこで、次のように質問してみると、想定される答えは変わってきます。

「楽しいことをしに行くのですか？」↓「はい」または、「いいえ」
「そこへ行くことが楽しいのですか、それともその人に会うのが楽しいのですか？」↓「う～ん、友達に会うのが楽しみかな」
「その人に会うとどんないいことがあるんですか？」↓「すごく元気をもらえるんです！」

と、相手の感情に迫る答えを引き出しやすくなります。**「感情」に触れる質問をすると、答えている患者さんのほうも答えながらも気分が高揚して、話しやすくなります。**そして、「もっと聞いて」というモードになり、こちらから聞かなくても話を続ける状態になります。

やがて、京都の友達の所に出発したAさん。無事に1週間ほど滞在したようで、10日ほどのちに院にやってきました。

旅行から帰ってきた彼女はやや興奮気味で、

「楽しかった～」と満足げ。

「楽しかったんだ、良かったね～。何が一番楽しかったの？」という他愛《たわい》もない会話を進めていくうちに分かってきたのが、その友達への羨望《せんぼう》です。

「小さい時から勉強に時間を割いてきた自分」とは違って「自由に楽しみながら生きてきた友達」。「何も冒険せずに安全策を選んできた自分」とは違って「好き放題をしてはじけていた友達」。そんな友達と同じ空気を吸ってきたのがかなりの刺激になったのでしょう。

友達のアパートで男友達たちと雑魚寝したり、ご飯はどんぶりでサクッと食べたり、友達は仕事から帰ってもエネルギッシュに活動したりと、そんな出来事を話してくれました。

そしてその都度、「それを見た時、Aさんは何を感じたの？」、「それってAさんにはどんなふうに見えたの？」、「もし、それをAさんがしたらどんなになるのかな？」などと質問をしながら、最終的に彼女の口から出てきたのが「彼女のように大胆に生きたい」、「彼女のように楽に生きたい」、「彼女のように楽しく生きたい」、

「彼女のようにあけっぴろげで生きたい」という人生の目的でした。

本心から「……したい」と話す時、人はいい表情をするものですね。これでやっとスタートラインに立てました。

●友達の自由奔放な生き方に憧れる

ようやく彼女の願望や人生の目的を聞くことができ、今度は「その目的が達成できるようにリードできたらいいな」と思いながら接していきました。

アクティブな友達に憧れていた彼女は、まず友達をモデリングする（彼女のように振る舞ってみる）ことから始めました。

というわけで、「家にこもらないように外出癖をつけるようにした」とか、「スイミングに通ってみたい」、「アルバイトをしてみたい」、「一人旅をしてみたい」など、いろいろな目標を語るようになりました。**これは、あくまでも彼女自身が話した言葉です。これが重要です。**

例えば、患者さんから「彼女のように大胆に生きたい」とか、「楽に生きたい」、「楽しく生きたい」、「あけっぴろげで生きたい」などと聞いた時に言ってしまいがちな言葉は次のようなものだと思います。

「彼女のように大胆に生きたい」→「人の言うことを気にしなかったらいいよ」
「彼女のように楽に生きたい」→「人生楽ばかりじゃないかも」
「彼女のように楽しく生きたい」→「ポジティブな考え方になったらいいですよ！」
「彼女のようにあけっぴろげで生きたい」→「○○さんも結構あけっぴろげなので、気にしなくてもいいのでは？」

こうして文章にするとよく分かるのですが、案外、現場では私も含めて、そのようなことを言いがちです。しかし、これでは全く解決になりませんね。

では、なぜ解決になりにくいのでしょうか？

それはズバリ「先生自身の考え方や価値観、信念の押し付け」というように受け取られやすいからです。

どういうことか、もう少し深掘りしてみましょう。

「先生、私もう少し大胆に生きたいんです」と言われた時、「ワシが若い頃、外国を一人で旅してすごく大胆になれたよ。○○さんもやってみるといいよ」と返答したとして、果たして本当に心に残るでしょうか?

患者さんは、きっと心の中で「いやいや、私には旅行なんか行っている暇はないし、とても無理」とつぶやきながらも、先生の顔を立てないといけないので「そうですねぇ〜」などと言っていることでしょう。

会話の中での一例として、自分のことを挙げるのはいいでしょうが、**「その方法がベスト」という先生の思い込みを前提に話を進めてしまうと相手にとっては迷惑な話です。**

もっとよくある例としては、

「先生、私細くなりたいんです」と言われて、

「え〜、そうですか?　○○さん十分細いですから大丈夫ですよ」という返答です。

これは信用をなくす第一歩です（たぶんそんなつもりではなくて、礼儀として言ったのでしょうが）。なぜなら、患者さんは「細くなりたい理由」があってのセリフなのに、先生の価値観で「大丈夫です」と切って捨てているのですから…。

患者さんにしてみれば、「私のことを全然分かってくれない」ととらえる確率が高くなります。

そこで、こんな場合は、

「そうなんですか？　私の目から見たら○○さんは十分に細く見えるのですが、○○さん自身としては不満な点があるのですね？　どこがどうなったら一番嬉しいんですか？」

という感じで、その人の心の中にフォーカスした質問をするといいでしょう。少し長くなりましたが、**「相手の世界観を知る」ことがコミュニケーションの重要ポイントです。**

●「キャバクラでバイトをしたい」

「友達のモデリングをする」と決めて、自分から目標を口にし始めたAさん。その後、「プールに行き始めました」、「朝ごはんを食べるようになりました」、「今日はバイクを運転してきました」と一転してアクティブな生活になりました。

もちろん、その都度「すごいね～」と認めることは忘れませんでしたが、ある日のこと…、

「先生聞いて～、私明日キャバクラのバイトに行こうと思うの。でもね、どうしようか迷っているの」

と突然言い始めました。

そろそろモデリングの限界点ですね。人間は隣の芝生が青く見えるものです。「彼女のようになりたい」と思い、行動を真似る。例えば、もともと真面目なAさんはその真面目さを捨て、楽に生きている彼女の行動を真似ているつもりだったのですが、いつの間にか「真面目に真似ていた」のです。

これでは、疲れてしまう。またしても真面目に戻ってしまって、「楽に生きたい」

という目標は潜んでしまう。こうした場合はベクトルがだいたい正反対に働いて、突拍子もない行動や言動が生まれます。

これは、私自身も思い当たる節があります。真面目を演じているとすごく羽目を外したくなる感覚ですね。

彼女のキャバクラの件もそうなのでしょう。「全く違う世界に踏み込んでみたい！」という思いや、「私はこんな仕事もできるのよ」と思わせたいという自己PRで、本気でないことは明らかです。

結局、その日は結論が出なかったのですが、あとから思えば「止めてほしかった」という気持ちもあったようでした。

「答えは患者さん自身の中にある」ことを信じて、患者さん自身から結論の言葉が出るのを促すのが基本とはいえ、こういうパターンもあるのだなと非常に学びになったことを覚えています。

「止めてほしい」とか「指示してほしい」、「背中を押してほしい」という感情は一種の依存とみていいでしょう。依存というと悪いイメージを持つ人もいるかもしれませんが、必要な場合もあります。

赤ちゃんは大人に依存しないと生きていけません。肉体的、生理的、社会的、経済的に自立していない時期は、必ず誰かに依存しています。それは、精神的なことでも一緒です。**誰かに見守られて、十分に甘えて初めて満たされ安心感が得られる。そう考えると、依存は自立の第一段階です。**

彼女は、この第一段階を未消化のまま大人になっていたのでした。

●やがて語られた心の奥底の世界

そんなやり取りがあったものの、Aさんはキャバクラの面接には結局行きませんでした。

依存の段階を経ないまま幼少期を過ぎると、安心感がないままなので何をするにも自信がなくなります。何かをする時に、いつも「これでいいのだろうか?」、「ほかの人はどうしているのだろうか?」、「どちらを選べばいいのだろうか?」と迷いが出て、自立できなくなります。

迷いに対して自分で答えを見つける習慣がないことから、自分自身の存在に対して疑問を持ち始めるのです。「こんなことで悩む情けない自分」、「自分なんていなくてもいいのかな…」、「この世に私なんて必要ないのかな…」といった気持ちを抱くようになり、やがては自傷行為、拒食や過食、不眠など自分を粗末に扱う行為へと向かうようになります。

ただし、これらはAさんのような人にだけ起こることではありません。程度の差はあれ、誰にでも起こる感情です。

ここで強烈に導いていけば、間違いなく信頼されます。相手が何も考えなくてもいいように、こちらから答えを用意しておき、いつも迷った時に答えを教えてあげる。…しかし、それでは悪徳宗教です。

話が広がりすぎたので、戻します。

Aさんが当院に来るようになって2カ月くらいでキャバクラの話になり、その後はこちらから特にリードしなくてもいろいろな話をしてくれるようになりました。

そこで分かったことは、「父親に対してものすごく嫌悪感を持っている」という事実でした。

「自分がうつ病になって苦しんでいるのは間違いなく父親のせいだ」と言い切るほどの憎み方で、「絶対許せない」とすごい形相で教えてくれました。「父は昔から放任を通り越して私と向き合ってくれなかった人」とか、「私がゴタゴタを起こしてもいつも見ないふりで避けていた弱い人」だとも言います。

同時に母親に対しても良い印象はなかったようです。

そして、「神様のように信頼している精神科の先生がいる」ということも分かりました。今までにさまざまな病院に行き、いろいろな先生に診察を受け、その中でもかなりお気に入りの先生がいることを教えてくれました。

ちなみに彼女に言わせると、私は2位にランクインしているらしいです（笑）。

さらに、こんなことも教えてくれました。

最近好きな男性が現れたということ。それまで、彼女は男性と付き合ってもだいたいうまくいかなかったそうで、「自分の問題を全部受け止めてくれる相手がいないから」と自己分析をしていました。

しかし、これは「受け止めてほしい」というよりも、「父親への憎悪が形を変えて彼氏に向くので男性が持ちこたえきれなくなる」というのが真相でした。これは、私もそう感じたし、彼女自身も気づいていることでした。

「女性は父親との関わりを通して男性像をつくる」、「男性は母親との関わりを通して女性像をつくる」というのは、間違いのない真実のようです。

そして、その男性との出会いは強烈だったようで、来るたびに幸せそうな顔を見せてくれました。

「今までとは全く違う感覚。絶対にこの人だ！」というフィット感と「でも、こんな自分とうまくいくだろうか？」という不安感。皆さんにも覚えがあると思います。恋愛初期から中期にかけての独特の揺れる想いですね。

彼女の場合、特に不安要素が強かったようです。

「今までのように、自分の父親に対する感情の代償を彼氏にぶつける行為に走ってしまって、また潰してしまうのではないか？」、「ならばそこは抑えて見せないようにすればいいのか？」、「でも、それをきちんと受け止めてくれるかどうか試したい！」、「でも、それで嫌われたらイヤだ」、「きっと彼なら受け止めてくれるはず」と、心が揺れ動くAさん。

一方、私はといえば、「うんうん、そうだね、そうかもね」とか、「分かるよ。で、どうなりたいの？」、「それをしたらどうなりそうなの？」、「どんないいことがあるの？」といったような受け答えで、彼女のテンポに合わせていくだけでした。

それでも、彼女は一生懸命にイメージしながら、自分の頭の中で答えを探していきます。そして、そんな彼女も押したり引いたりしながら彼氏との間合いをはかりつつ付き合っていきました。私の所に来る時は、いつも何か問題を持ってきて、毎回、何かに気づきながら帰っていくのでした。

そして、そんな状況が、あることをきっかけに一気に緊張感に包まれ、大きく変化する時が来ます。私としては、一番の腕の見せどころです。

●「父の日」の電話

その彼氏は、確かに今までの男性とはキャラクター的にも違っていたようでした。

彼女の話によれば、彼氏はバツイチで6歳くらい年上。食事もまともに食べない

（と言うより食に興味がない）。睡眠もいつも削ってばかりで、血が出ていてもお腹が痛くても気にしない。つまり、どちらかというと自傷タイプです。

彼女に「好き」というビームを出してもくれず、彼女とは逆でいつも淡々としていてクール。生きているエネルギーをあまり感じないといいます。

私もその話を聞いた時は、「確かに少し独特の感じだな」と思いました。彼女にとってのカリスマでもある精神科のドクターに話したら、あまりいい顔はされなかったようでした。

そんなある日、彼女がとてもふてくされて、怒り心頭という表情で診療室に入ってきました。尋常ではない様子に、「どしたん？」と聞くと、「彼が避妊してくれなかった」と吐き捨てるように言います。

すぐに察したので、それ以上聞かなかったのですが、「避妊をお願いしたのに聞いてくれなかった」と続けざまに言います。

以下、記憶をたどってAさんとの会話を再現してみます。

私　「そうか〜、お願いを聞いてほしかったんやね。でもその怒りは普通じゃないけどAさんはお願いを聞いてくれなかったことが許せないの？　それともほかに何かあったの？」
Aさん「だって、子どもができたら…」
私　「あっ、そうか。子どもができていたらと思うと不安なんだね」
Aさん「いや、子どもができること自体は…」
私　「う〜む。そうだよね。Aさんは将来子どもに関わる仕事に就けたらいいなって言っていたもんね。もし、妊娠していたら産むの？」
Aさん「あの人の子どもなら産むと思う。たとえシングルマザーになっても」
私　「ならばいいんじゃないの？　ほかに何か問題がありそうなの？」
Aさん「だって両親に申し訳ないもん」
私　「んっ？　両親って誰のこと？」
Aさん「お父さん」
私　「そりゃぁ、お父さんもビックリするよね。で、何でお父さんに申し訳ないの？」

Aさん「だって、ここまで育ててくれたのに…」
私「育ててくれた？　じゃあ一応感謝してるってことかな？　Aさんのことを放っておいて無関心に見えたけど、実はそうでもないのかもね。仕事ばかりで、給料を持ってくる以外に役割のないお父さんだって思ってたけど…」

そこまで会話が進んだ時、彼女は明らかに何かに気づいた様子でした。

Aさん「そう、そう。そうだ！　お父さんは私から逃げて働くばかりだけど、私が今ここに来られているのもお父さんが…（言葉にならず）」
私「…（無言）」
Aさん「そうだ！　そうだ！（興奮して瞳孔が開き気味）」

少し時間が空いたあと、Aさんは「どうしよう、どうしよう…」と明らかに今までのことに関して自分から修復を図りたい様子だったので、「Aさん、明日は何の日だと思う？」と問いかけました。そして、こんな会話が続きました。

Aさん「父の日…」

私「そうだね、なんかちょうどいいね。明日、電話なんかしたらお父さんどう思うかな？」

Aさん「えっ！　電話っ！　いまさらっ！　でも怖い！」

今まで私は彼女に対して「○○したらいいよ」というアドバイスは一切してこなかったのですが、この時だけは言いました。

私「Aさん。明日電話しよう！　何も言わなくてもいいから受話器持って番号を押そう。それだけでいいから。もし言えたら、ひと言だけでもいいから何か言ってごらん」

このやり取りのために今までの来院があったようなものです。**「気づき」こそが人間を変えるスタートであり、人生の質を決める核心**だと私自身気づかせてもらいました。こうした場面に出合える仕事は、最高だと思います。

結局、Aさんは電話をかけ、お父さんと和解しました。お父さんは泣いていたそうです。こうして彼女の中で一つの大きな荷物がなくなりました。

しかし、彼女の問題はまだ解決したわけではありません。医療に関わる人にはぜひ知ってほしい物語がさらに続きます。

●3カ月ぶりの来院

実は、「父の日に電話をしてみたら」というアドバイスをした日以降、Aさんはしばらく来院しませんでした。私としては、「指示したのは、まずかったかな…」と少々弱気になりました。「ちゃんと電話したのかな?」、「うまくいっているかな?」、「もしかして電話できずに立ち止まったままかな…」と心配が膨らみました。

皆さんは、こんな時にどうしますか? 気になる患者さんが来なくなった時、私は結構はがきを書きます。これは、すごく反応があります。

だからといって、「はがきを書けば戻ってくるんだな」と、ただ真似をしないでくださいね。肝心なのは、はがきに「想い」を込めることです。本当に気になって案じている場合は書いてください。自動車の販売会社から届くような、すでに印刷してあって、そこに担当者がコメントを入れるというようなものでは駄目です。

さて、話を戻すと、Aさんは3カ月ぶりにようやく来院しました。「お父さんに電話をして想いを伝えた」と聞いたのはその時でした。

その後、家族との関係は急速に良くなっていったようで、関西地方に住むお母さんが広島にやってきて、母娘で美輪明宏さんのコンサートに行くなど、今までになかった時間を過ごせるようになっていました。

それでも、時々来院するAさんの様子は、何だかすっきりしませんでした。

私としては、「なぜだろう? 一番の荷物を降ろせたのだからすっきりするはず」と思い、「これは、おそらく彼女自身の性格上何か問題を抱えていないと生きていることに意義を見いだせないタイプなのかもしれない」などと勝手に思っていました。

その後の来院では、彼氏とのことでの悩みをよく聞くようになりました。決してうまくいっていないわけではないのだけれど、彼女の中では、「私のことを好きなのだろうか?」、「うまくやっていけるだろうか?」という疑問が渦巻きながらのお付き合いでした。

ここでも私は、「まあ、それはしょうがないか。だって今まで長い期間素直に男性とお付き合いしたことがなかったのだから」と、まるでどこかの治療家が慢性痛の患者さんを納得させる時に使う決まり文句のように思っていました。

一方、Aさんは精神科のカリスマドクターに定期的に受診しており、ある時私に、「もう誰にも入りこめないほどドクターとディープな世界の話になってしまっているんです」と困惑したような満足したような顔で話してくれました。

Aさんは典型的な視覚優先タイプで、何かを思い出す時に眼球は上向きで記憶にアクセスしています。そして、「まるで~のように」とか、「例えば~のような」、「~というふうに見える」という言い方をよくします。

そんな時は、「どんなふうに見えているのだろう?」と彼女の見ている同じ方向に目線を向けます。

彼女がボディランゲージで表現したら、私も同じように身体を動かします。そして、時折彼女に見えている画像に手を伸ばして介入し、それ（画像）を大きくしたり小さくしたりするアクションを取り、さらにもう少し情報がほしい時には「それって、○○な感じ？　違う？」とか、「もしかして○○くらいの大きさ？」など定量化につながる質問をして、何とか彼女と同じものを見ようとしてみます。するとと、不思議なことに私自身にもその光景が見えてくるし、彼女自身も視覚化したモノを数値化したり定量化したりできるようになります。

そこで分かったことは、「まだ何かが足を引っ張っている」という事実でした。その日は、結局詳細なことまでは分からなかったのですが、「もう少ししたら彼氏は仕事の関係で遠い所に行ってしまう」ということが一つ明らかになりました。こういう時、人は迷いますね。自分のことをどう思っているか分からない男性とお付き合いを続けることができるかどうか、ましてや遠距離です。今までこんな気持ちになったことがないほど好きなのに、思い切って素直になって飛び込んでいけない。足を引っ張る何かがある。

●晴れて関西の実家に帰っていったAさん

その後、Aさんが来院するまでに2カ月くらい空きましたが、やがて全ての謎が解けます。

やってくるなり、「先生、私、自分の問題がやっと終わった感じです」と解脱したような無垢な顔で話すAさん。

「今まで十何年も苦しんできたけど、嘘《うそ》のようにスッキリしています。ようやく自分の人生を行けそうな気がします」と言います。

それを聞いて、私も思わず目が潤みました。そして、感激の握手を交わしました。

その日、彼女は、彼氏が激務による過労で吐血や下血で入院したこと、彼氏は来月遠くへ引っ越すことなどを話し、自分の問題終結に喜びのまま帰っていきました。

さらに1カ月半くらいして来院したAさん。今度は、「先生、私、いつも受診する精神科の先生と喧嘩してきました」とまた驚くようなことを言います（いや、正直言うともうあまり驚きませんでした）。

「どしたん？」と聞くと、こんな答えが返ってきました。

「あの先生は、最初から彼氏のことを良く思っていなくて、私に『あの彼氏はやめておいたほうがいい』と言ってきてたの。でも、私には『この人だ！』という確信があったので、『大丈夫です』と言っているのに『それは病気だからそう思うんだよ』とか言って、何を言っても病人扱いして信じてもらえなかったの。

お父さんのことが完了しても、なんだかスッキリしなかったのは、このことで先生とのやり取りがあったからなの。

私はその先生をすごく信頼していたから、『もしかしてそうなのかも。私はまだ病気なのかも』と思ってしまったり、彼氏のことを疑ったりもして、先生にはどんなに抵抗しても『この病気の人はみんなそう言うんだよ』というような目で見られるの。

でもこの間、はっきり分かったの。先生は、私に病人のままでいてほしかったんです。私が病人のままでいてくれたほうが先生は気分を満たせるんですね。私のことを信じて解放するよりも、いつまでも来てくれる患者のほうが良かったんだわ。彼氏のことを悪く言われるのが一番腹が立ちました」

正確なセリフではないと思いますが、だいたいそのような内容だったと記憶しています。

Aさんにとって、まさに洗脳から脱出した瞬間でした。

先生というものは患者を助ける存在ですが、見方を変えれば患者は先生を助ける存在でもあるのです。金銭面で先生の生活を助けたり、先生の虚栄心や自尊心を満たしたりして患者が先生を助けている。この両面のバランスが崩れてしまうと、患者に患者のままでいてもらい、先生自身の「何か」を満たすための存在という扱いになっていくことがあります。そこでは、いつまでも患者でいてもらうための説明や説得などのコミュニケーションになってしまう危険があります。

ちなみに、Aさんが私に「先生だけは、信じてくれていたので心強かった」と言ってくれたことは、私にとって、とても嬉しいひと言でした。

彼女との出会いは、私にとって「主役は誰か？」を突き付けられた「学び」のケースになりました。

それから1カ月後、Aさんは家族みんなに迎えられて、晴れて実家での円満な第二の生活を始めるために関西に引っ越していきました。

引っ越しの前日、私の所に挨拶にやってきたAさん。涙のお別れとなりました。

そして、「Aさんなら大丈夫だよ！」と何度も言ったいつもの言葉を言って、握手で見送ったのでした。

Case study 2

「ダイエットコースに参加したKさん」

point

・ダイエットにはその人の「人生の縮図」が現れる。
・成功体験を持つ人は2回目の挑戦に苦労することがある。
・本人が長年気づかないでいるトラウマを明らかにする。

患者さんのデータ

●30代半ば。看護師。
●ダイエットコースに参加。
●肥満ではないが、体重45キロに強い執着。

次も、先日あった実際のお話です。

当院にはダイエットのコースがあります。ダイエットを導入している先生方は気づいていると思いますが、**ダイエットにはその人の「人生の縮図」が現れます。**それだけ心の深層の部分に触れるということです。

今回紹介するのは30代半ばの女性で、ダイエットコースに参加したKさんです。

Kさんは、看護師として働く母親で、以前も食事制限をして1カ月で5～6キロ落として、そのあとすぐにリバウンドした経験があります。

そんなKさんが最初に当院に来た時の数値は、次のような内容でした。

・身長　157センチ
・体重　47・2キログラム
・体脂肪率　19・6％
・BMI　18・8

肥満体ではなく逆に細いくらいなのに、「細くなりたい。45キロになりたい」という願望を持って来院しました。

最初はダイエットではなく、ちょっとした美容のコースを4カ月ほど受け、その期間中にご自身でウォーキングを始めるなどして44・2キロまで減って卒業となりました。

その1年後、Kさんから再び相談がありました。プライベートでいろいろな出来事があったようで、心の病を患っていたということでした。

その病気の薬の副作用もあってでしょう、

・体重　52・8キロ
・体脂肪率　27・4%
・BMI　21・3

という状態になっていました。

そして、「今回は本格的にダイエットしたい！」という希望でスタートしました。

とはいえ、睡眠の質も食事の質も最悪のところからのスタートでしたので、当初1カ月はてこずりました。この何年かにKさんに起こったことを聞きながら、本人の「きれいになりたい。お腹が出ている自分は許せない」という「強い意志」に沿うようにサポートしていきました。

体調が改善し始めると体重も落ち始め、3カ月半を経過した頃には、

・体重　44・6キロ
・体脂肪率　20・2％
・BMI　18・0

までになりました。

実は、ここまで付き合ってきた私たちも、毎朝毎晩体重計に乗って数字とにらめっこしていると言うKさんの一喜一憂する鬼気迫る姿に「う〜ん、ちょっと良くないなぁ」と思っていたので、そろそろ卒業してはどうかと勧めたのですが、Kさんにその気配はなく、むしろキープのために今までよりペースを減らしてでも通いたい

と言います。

そしてその頃、Kさんは子どものことで大きなストレスを抱えていました。そのまま放り出すわけにもいかず、維持を目的に継続してサポートしましたが、さすがにおかしくなり、徐々に数字が上昇に向かい始めました。

きっと頑張りすぎたのでしょう。そのうえ、愛する子どもに関わるストレスでバランスが保てなくなったようでした。徐々にモチベーションが下がり始め、ついには「もう落ちないからやめる」と言い残して、回数券をあと1枚残したままぷっつりと来なくなりました。

最初のカウンセリングでKさんから「いつまでもきれいでいたいから」、「若く見られたいから」という心的願望を聞きだし、途中のサポートでもガンガンのめりこみすぎないようにカウンセリングマインドをもって会話をしてきました。

「太る自分が許せない」、「これだけ頑張っているのに、なぜ結果が出ないの?」、「イライラする」、「何かに取り組んでいないと落ち着かない」という潰れやすい人特有のパーソナリティであることを把握していながらもそんな結果になってしまい、さすがにKさんのことはその後もずっと気になっていました。

●ダイエットに再度チャレンジしたKさん

やがて5カ月が過ぎ、Kさんから当院にFAXが届きました。その内容はといえば、「あれからリバウンドして10キロ増えています」という報告と、「再度チャレンジしたい」というものでした。

数日後、Kさんが直接相談にやってきました。久々に会ったKさんは、

・体重　52・8キロ
・体脂肪率　24・7％
・BMI　21・4

になっていました。

本人いわく、「あれから気持ちが切れて、徐々にリバウンドしている。でも、どうしても45キロまで落としたい。6月中旬に転職して新しい職場に行くので、その

時までに落としたい」とのこと。

そこで、「昔と同じあなたではまた同じ結果になりますよ」と伝え、「数字にこだわらずに身体づくりのためなら引き受けます」と釘を刺し、「45キロという達成目標を48キロにしましょう」とハードルを下げ、「このことを受け入れられるなら協力します」と伝え、一度帰ってもらいました。

その後、彼女は全てに同意して入会の意志を固めました。そして再スタート。リバウンドを繰り返すと体重が落ちにくくなるので、今回も当初は苦労しました。なかなか落ちないどころか、最初の2週間は逆に増えることもありました。

ダイエットに限らず**1回成功体験を持つ人は「あの時は○○だったのに…」と考えるので、逆に苦労する**ことがあります。元プロスポーツ選手、元イケイケ社長、一時的に儲けた経営者、芸人や芸能人などにそうした人がいます。「あの時は○○だったのに、今はなぜ?」という経験があなたにもあるのではないでしょうか。

今までと比べてあまりにも減りの遅い様子に、Kさんはイライラ気味。担当スタッフもKさんのリードにやや苦戦気味でした。

Kさんとの対話の中で、「いつまでもきれいでいたい」、「きれいでいることは自分自身を輝かせる」、「自分は家庭向きではない」、「仕事で自分をPRしたい」、「仕事をすることで充実感が得られる」という性向をスタッフも把握しています。

私とのカウンセリングで目標を45キロから48キロにしたが、やはり45キロにこだわるKさん。数字にこだわってはいけないと知りつつ、どうしてもこだわる自分がいる。「頑張れ」と言う悪魔と、「ゆっくりでいいよ」と言う天使がKさんの中で闘っている。

そんな心のうちを語ってもらっているにもかかわらず、Kさんもスタッフも共に心が晴れない様子でした。

そうしているうちにKさんから、「今回のダイエットは無駄遣いだったかも」、「目標を見失って先が見えない」、「気持ちの持ち方を変えるのが難しい」といった言葉が聞かれるようになりました。かなりあせるKさん。スタッフもあせってしまいました。

●本人が長年気づかない蓋をされた感情が明らかになる

このままでは前回の二の舞いになると予想したので、私はKさんに許可を得て再度カウンセリングの場を設け、それまでにスタッフから報告のあった内容を元にKさんと向き合いました。

そこで聴き取りをして、驚くような事実が分かりました。

Kさんは、10代の頃に付き合っていた彼氏に「お前、太っているから横を歩くな」と言われ、いつも後ろを歩かされていたということです。その頃の体重が53キロで、その男性と別れてすぐに今のご主人と結婚。結婚した時の体重は45キロだったといいます。

今は冷静に考え、その昔の男性に想いを残している意識はないが、**そのような扱いを受けた時の悔しさの感情だけは残っている、45キロはその悔しさを解消できる唯一の数字**になっているというわけです。

そうしたトラウマに、本人も気づいていませんでした。「もしかしたら?」という予感はあったようですが、「その男性に恋愛感情は全くないからそんなはずがない」と思って蓋をしていたようです。

「その男性への感情ではなくて、それを言われ続けながらも我慢し続け、自分の中に刻まれた条件反射があったんですよ」と説明したところ、腑《ふ》に落ちた様子でした。自分の中で何かが見えたのでしょうか、それからは落ち着きを取り戻したようでした。その条件反射をどう取り除くかは、これからのKさんの様子しだいにしようと思っています。

ただ単に無邪気な未来ポジティブ志向でも駄目、怨念を抱くほどのネガティブな過去への執着でも駄目ということです。

Case study 3

「自律神経失調症の受験生」

point

- 患者さんを責めない、指導しない、善悪で判断しない。
- 親との関係を大切にして来院してくれる関係を素早くつくる。
- 相手に反応がある時、聞きたがる時が一番伝わりやすい。
- 曖昧《あいまい》な会話に同調して話が進んでしまうと、望ましい方向には進まない。
- 「なぜ?」、「どうして?」で対応するとその後のリードが楽になる。

患者さんのデータ

●高校1年生の時に来院し、約4年間通院。

●自律神経失調症と診断されての来院。

●中学3年生の時から、のどのイガイガ感や胃の痛みなどが続く。

「合格しました！　国立大学！」、…といっても私ではありません。私の子どもでもありません。子どもの患者さんからのそんな受験報告が皆さんの院でもありませんか？

「だめでしたぁ～」、「受かりました！」、「滑り止めに行きます」など、いろいろな報告を受けるのですが、その中で冒頭の結果をもたらしてくれたのは特に印象的なM君でした。

M君は、自律神経失調症と診断されて当院を受診。徐々に不登校になり、やがて退学。そして通信制の高校で大学入学資格検定を取り、2浪の末、合格！

当院とはその約4年間、喜怒哀楽を共にした仲間です。この子はどのようにして立ち直り、人生を変えていったのか？

記憶をたどりながら検証してみたいと思います。

●高校1年生の時に母親と来院したM君

ある年の冬。高校1年生の男の子が母親と一緒にやってきました。細くひ弱そうに見えるその男の子の問診表には、頭痛・めまい・首痛・手のしびれ・胸の痛み・

背中の痛み・腰痛・股関節痛・足首痛・足裏痛・食欲不振・慢性疲労感・不眠・動悸・冷え性（ほかにもあるのですが割愛）にチェックがありました。

「本日最優先して相談したい症状を一つだけご記入ください」の欄には「自律神経」とだけ記入し、「その症状はいつ頃から起こりましたか?」の欄には「昨年の9月」とありました。つまり、高校1年生の秋からです。

「原因として思い当たる点がありますか?」の欄には「なし」とあり、「完治させたい期限はありますか?」には「あり」に丸印を付け「3月31日まで」と記入。「ほかに相談したい症状があればご記入ください」には、やはり「自律神経が整うこと」とありました。

ヒアリングをすると、「中3の時から風邪をひいてのどが痛かったりせきが出たりして薬を飲んでいましたが、いまだにそれが治らずに時々出るんです」と言います。「昔から乗り物酔いになりやすく、自家中毒にもなったことがある」そうで、「自律神経が乱れていると医者にも言われています。症状が長引いて学校を休んでいるので、2年生からはきちんと治してちゃんと行きたい」というような話でした。

病院で「自律神経失調症」と診断され、風邪の薬と合わせると9剤を併用。その薬も減らしたいということでした。

ここまで読むとすでにお気づきでしょうが、こうした患者さんの場合、どう考えても筋骨格系の治療の対象ではありません。明らかにメンタリティや成長期（性徴期）の問題と思われるので、ちょっとしたコツが必要になります。

その前に、このような患者さんを受け入れるかどうかが院のカラーにもなりますが、皆さんの院ではどうでしょうか？

私の基準としては、自発的な通院意志があり、病院との併用（当院は補助的な位置づけ）の場合は積極的に受け入れることにしています。

●親からも話を聞いて覚悟を決めてもらう

もろく壊れやすい10代。自律神経失調症で心療内科に通院しながらなんとか学校に行こうとする高校生です。こうした場合に**一番肝心なのは、来院し続けてくれる関係を素早く築くこと**です。結局、約4年間の通院で良い結果を出せましたが、長い期間通院し続けてもらう土壌がまず必要です。つまり、信頼関係を築くことにほかなりません。

このM君のような場合、問診や経過を聞くだけでメンタルな問題があるのは明らかです。しかし、最初からほじくり返そうとせずに、**まずは言い分をじっくり聞いてあげることにします。「責めない、指導しない、善悪で判断しない」ということが大切です。**そして、本人が「自律神経が乱れているのが原因」と思っているのなら、例えそれが事実とは違い心因的な要素が原因だったとしても、「自律神経が原因だから自律神経を整えるようにするね」と言って接するようにします。

そして**もう一つ大事なことは、親との関係を密にすること**です。スポーツ障害の時でもそうですが、一緒に来た親と仲良くなれないと継続的な治療は無理です。子どもの心配は本人よりも先生よりも親が一番しています。通院を許可し、治療代を払うのも親です。子どもに「どうしたいの？　通いたいの？」と判断を聞くのも親です。

M君の場合もそうで、親の立場からの願いや希望を聞いて「一筋縄ではいかないこと」を伝え、覚悟を決めてもらいました。だいたい初回で勝負の50％は決まります。親も子も覚悟を決めてくれたおかげでスムーズな通院が始められました。

●心理的ストレスが身体的症状に出てしまう

さて、M君が一番訴える症状は頭痛とのどのイガイガ感、ほかによく訴えるのは首のはり、胃の痛み（緊張感）でした。典型的な症状ばかりで、人によってどの症状が一番出るかはまちまちですが、だいたいこのような症状を訴える場合はメンタルな要素が関与しているといえるでしょう。

M君も1年以上前にのどがイガイガして内科を受診したら「風邪」と言われて、それ以来薬を服用。気がつけば9種類も薬を服用しています。

初回から1カ月間、1日おきくらいに当院に通院し、治療といってもたいしたことはしていなかったと思うのですが、何とか学校に行ける日が多くなりました。

そんなM君について分かったことは、「とても憧れていた先輩がいて、昔は仲良くしてもらっていたのに、あることがきっかけで嫌われてしまった」、「将来は精神科医になりたい」といったことです。また、とても礼儀正しくて扉が閉まるまで何度も「ありがとうございます」と言ってくれること、来院した時にいつも申し訳なさそうに「あの、今日は、ちょっと、首が、痛いんです」と控え目に話すこと、些《さ》細《さい》なことでも「スイマセン」と恐縮がることなどです。

M君についてその時点で私が思ったことは、「まだまだ本心を話していない」、「私にだけではなく誰にも本心を話していない」、「もしかしたら自分自身の本心に本人すら気づいてないかもしれない」といったことでした。

心理的ストレスが原因で身体症状が出ている時、大人の場合には「たぶんそうだろうな」と自分では分かっていながらも、弱い人間と思われたくなくて他人に隠すことがよくあります。しかし、子どもの場合、ストレスが身体症状とリンクするとは思ってもいないので、権威のある人に「風邪です」と言われると、「のどの不調は風邪なんだ」と信じて疑わないことがあります。

子どもだけとは限りませんが、そのようにストレスの本質を見ようとしないので、症状は治りません。ただし、M君のような場合に「君の症状は風邪なんかじゃないよ。

原因はストレスだよ。どんなストレスがあるのか言ってごらん」といったスタンスではなかなかうまくいかないことがあります。

そのような時は、「そうか、風邪が長引いてるんだ。じゃあ風邪もしっかり治そうね。首が歪んでいるとのどに症状が出ることもあるし、背骨の歪みがあったら免疫力が落ちて風邪が治りにくい時もあるよ。ここでは歪みを治して症状が軽くなるようにするから、風邪を早く治すように病院の治療もちゃんと受けてね！」と話します。

そして、ある程度経過してから、「ストレスがあっても免疫力が落ちたりするらしいよ」と付け加えて、「そうなんですか？ 関係あるんですか？」という反応が返ってきた時点でじっくり話を始めてみるのもいいでしょう。**相手が聞きたい時、反応がある時が一番伝わりやすくなります。**

「のどの痛み＝風邪」の図式を「のどの痛み＝風邪＝免疫力低下、背骨の歪みやストレス」というように、意味付けを進めて広い視野で見られるようにしてあげるのも私たちの役割です。

●昔仲良くしてくれていた憧れの先輩に嫌われてしまう

本当のことを話していないと思われるM君。何とか学校には行けるようになりましたが、体力的にはくたくたの状態が続きます。それでも何とか私の前では明るく振る舞うのですが、ほかのカウンセリングや心療内科の先生の前でもそんな感じなのでしょう。それもくたくたになる原因ではないかと思います。

外向きに明るく振る舞えば振る舞うほど、内向きの影は濃くなることもあるようです。学校に行けるようになり始めて外向きには元気が出たと思われた頃に、「先生、最近ストレスがたまると人格が変わるんですよ。すごく鋭い目つきになって、家族からも変だよと言われます」と話してくれました。

以前はあまり詳しく話してくれなかったのですが、次のような顚末《てんまつ》があったことが分かりました。

中学の時から仲良くしてくれていた憧れの先輩（女性）から、ある出来事をきっかけに毛嫌いされるようになったのです。その先輩と結構メールでやり取りしていたけれど、自分の気持ちが不安定になった時に「死にたい」などのネガティブな内容のメールを送り、それ以来遠ざけられるようになったということでした。

好きでたまらなかった女性から手のひらを返したように毛嫌いされてしまうとやはりショックでしょう。その先輩のことが忘れられなくて恋しくて、学校に行くと会うので辛くて切なくて仕方ないということでした。


そうした気持ちは、分からないでもないですね。皆さんならこの状況をどのように考えますか?

「失恋　⇓　凹《へこ》む」という現象自体は健全なものです。ですから、「凹むな」というアドバイスや「弱い」という見方、あるいは「いずれ忘れるよ」という見守り方は必ずしも正確にこの現象をとらえているとはいえないかもしれません。

「失恋への反応の度合い」、要するに「凹み具合」が問題です。凹んだことにより、体調を左右する自律神経システムがいつまでも働き続ける。働いているというより、記憶され続けているといったほうがいいかもしれませんが、M君はそうした状態でした。何年ものどがおかしい状態が続くとか、よく眠れない日が何日も続く、あるいは通常の感情の波を超える日が何日も続いたりするのはそのためだと思われました。

そこで、解決方法として有効だと考えたのは、①身体への刺激でこの記憶との反応を解除する、②彼女の件に関連するキーワードで話を広げてもっとコアな部分でのマイナスの要因を解除する、という二つでした。

私は後者が得意で、例えば「失恋、彼女」というキーワードでは、「理想の女性像」、「母親との関わり」、「夫婦仲」、「父の母に対する態度」、「妹との関わり」、「何に傷つきやすいか」、「幼少期の母との関わり」、「性癖」、「性欲」、「男性像」、「好みの女性のタイプ」、「満足ポイント」などに関係するエピソードや出来事が話の材料になります。

私たちの頭にある検索エンジンがどれくらい速く広く機能できるかが、M君のような患者さんと話を広げるためのキーポイントになります！

●「火事場の馬鹿力」では解決しない

彼女のことを忘れたいけれど忘れられないM君。エネルギーの持って行き場がなくなり、やがて自傷行為を始めました。ある日、手首に包帯を巻いて来院したのですが、自分で巻いているので傷が丸見えでした。

そうした場合は、見て見ぬふりをせずに声をかけてあげてください。人間には「自分に関心を持ってもらいたい」という欲求があります。突然変わった行動をとる人、必要以上に大きな声で話す人、注目を集めるようなファッションをする人、自分の話ばかりで会話を進める人などはその最たるものです。

いつもと違った部分を観察していればすぐに気づくはずです。「いつもよりも○○になっている」、「突然○○に変わった」、「急に○○になった」といった場合は、より深い部分で話ができるチャンスです。一方、「○○の話題になると無反応になった」といった場合には、その話題にその日は触れないようにしてください。

「自傷行為」を始めてからのM君にいよいよ睡眠障害が起き始め、学校を休む日も多くなってきました。高校2年の新学年が始まり、何とか登校しようとするのですが、眠れないのでやはり朝起きることができません。

しかし、不思議なことに体調のいい日もあるのです。それは「忙しい時」でした。生徒会の役員や体育祭の実行委員などで身体や頭を忙しくしている時は体調が良いと言います。M君自身もこのパターンを把握していて、あえて予定を入れると元気な状態が再現できるといった具合です。

治療関係の先生方ならもう分かると思いますが、これは「火事場の馬鹿力」です。「毒をもって毒を制す」とでもいうか、交感神経を超優位にしてさまざまな感覚をシャットダウンさせる方法です。

ただし、この「馬鹿力」はたまに起こる「火事場」に使うべきであり、わざと「放火」して「馬鹿力」を連発するのは考えものです。案の定、M君は高校2年の秋までは何とか登校していましたが、本当に登校できない日が増えていきます。

●彼女ができてからも続いた体調不良

そんなM君でしたが、実は高校2年の夏に彼女ができました！　それからは「憧れの先輩」の話をしなくなりましたが、それでも体調不良は続きました。私は少しは良い方向に向かうのではないかと思っていたのですが、そうでもありませんでした。

そこで、別の面から原因を探すことにしました。礼儀正しく控え目で「スイマセン」が口癖ということもあり、親子の関係をみてみましたが、それも問題なし。ただ一つだけ反応のありそうな話題が「挫折」でした。

最初にその話題に触れた時はうやむやにされましたが、2度3度と話題を振るうちに、ようやく少しずつ話してくれるようになりました。

「小さい頃から勉強ができ、自分でも行きたかった高校に周囲の期待も受けながら受験をしたが、残念ながら不合格でした」とのことで、本人は意に介さない様子で話していましたが、この話題の時は明らかにキレが悪い。どうも「今の高校が不本意」なようでした。「今の高校に通っている情けない自分が不本意」というわけです。

人の言葉や会話の中には、表に出てこない情報が格納されています。例えば「今の職場は駄目だ！」と言う人の話の内容には、「職場の全体か？一部の人か？」、「どの部分が駄目なのか？」、「誰がそう感じているのか？」、「何と比べてそう判断しているのか？」などの情報が欠けています。

このように**曖昧な会話に同調して話が進んでしまうと、望ましいリードはできません。**このことは患者さんとの会話でももちろんですが、スタッフマネジメントにも重要です。

そうこうしているうちにM君の体調はどんどん悪化。頭痛、吐き気、だるさなどが増し、朝起きることができずに学校を休むことがしばしば。受験生となる高校3年に上がった時には、週の半分は欠席していました。

●「学校をやめるか続けるか」がM君の関心事項になっていく

「不本意な自分」を抱え、どんどん学校に行けなくなっていくM君。部活（陸上）

や趣味のソフトボール、学校行事、スキーなどの家庭行事には参加して火事場の馬鹿力を発揮しようと必死になっていたものの、やはり限界が近くなってきました。

3年生の5月頃から「学校をやめるか続けるか」が彼の関心事項になり、その時の私の対応はといえば「全くの本人任せ」でした。「やめろ」とも「続けろ」とも言いません。「う～ん、そうだね。やめるのもいいかも」とか、「あっ、そうか。じゃあM君は続けるほうがいいのかな？」とM君の中で答えが見つかるのを信じて待ちました。そして、1カ月くらい悩んだ末、続けることを決断したようで、その時も「そうか、決められて良かったね！」と言うくらいでした。

細かいようですが、そこもポイントです。「続けることにして良かったね」でもなく、「やめることにして良かったね」でもない。「決められて良かったね！」です。この違いが分かるでしょうか？

「続けることとやめること」という判断内容に対しての「良い悪い」ではなく、「決めた」という「行動」に対してのねぎらいなのです。ジャッジはしないということです。

人は迷っている時が一番辛いんですね。「決めて」しまえば、すっきりするものです。M君は高校3年の6月初めから、どんどん学校に行き始めるようになりました。おまけにそれまで飲んでいた薬を全てやめる決意までしたのです！

しかし、そこには顕在意識の限界がありました。潜在的に「嫌」と思っていたら続くはずがありません。結局、その最後の「火事場の馬鹿力」も10日間しか持続力がありませんでした。再び学校に行けない日が出始め、ついに6月下旬からは当院にも来なくなりました。その頃には、もう退学するほうに心が動いていたようです。

次に来たのは8月。退学して通信制の学校に編入するということでした。「希望の高校に行けなかった情けない自分」からは少し解放されたようで、少し安堵《あんど》した様子でした。

通信制高校とはいえ、そこは3年生。公務員の就職試験を受けたが不合格、国公立大学の推薦試験を受けようとしても駄目で、冬には浪人を決めたようでした。

冬になってからは月に1回くらいの来院で、「元気にしているのかな」と心配するくらいだったのですが、5月になり「先生、相談があります」と改めて話を持ちかけられました。この「**相談があります**」**というフレーズは大事です。**どのような内容であれ、私たちのような仕事は全て「相談」から始まります。ぎっくり腰の人も「この痛みを何とかしたいんですが」と相談に来るわけです。

となると、私たちの課題としては「患者さんがいかに話しやすい雰囲気をつくるか」、「すぐに相談できるようにするためのツールを準備しているか（メールやＦＡＸの活用など）」ではないかと思います。そして、**どんな内容であれ、例え守備範囲を超えた内容であれ、真摯《しんし》に聞く姿勢を見せることで患者さんに安心を与えることができます。**答えられるかどうかは、別次元の話です。

そして、Ｍ君の相談内容は「薬をやめたい」ということでした。

●患者さんに必ず聞くべきことがある

私たちの仕事は「相談請負業」で、実際に相談が来た時にどうするか？　Ｍ君のようなケースで、必ず聞いてほしいのが「薬をどうしてもやめたいのか？」ということです。

聞いてほしいというよりも「確認」してほしい事項です。「どうしてもやめたい」と「できればやめたい」、「やめられたらいいかな?」では自ずと結果へのスピードやエネルギーが違ってきます。

それともう一つ、「なぜやめたいか?」を聞かなくてはなりません。この点は、院の先生が知らなくても結果に影響はないのですが、本人に自分自身に反芻《はんすう》してもらうことを目的に質問します。できれば声に出して言ってもらい、自分が発した言葉を自分の耳で聞いてもらうことがベストです。自分の声の振動で脳が揺らされる体感覚も作用します。

M君の口から「身体への影響を考えて、絶対にやめたい」という決心を確認しましたが、中枢神経系に作用する薬も入っていたためリバウンドなどの可能性もありました。それも伝えましたが、それでも覚悟が変わらなかったので、「じゃあ協力しよう!」という運びになりました。

「腰を治したい」、「体調を良くしたい」、「痩せたい」などの**いろいろな相談に対して、皆さんの院でも「なぜ?」、「どうして?」で対応するとその後のリードが楽になります。**

●彼女に正式にふられて完全に反応が変わる

通信制の高校を卒業し、予備校に入った時点で断薬にチャレンジしたM君。5月中旬に断薬を始め、一体どうなるのだろうと心配もしましたがリバウンドは全くありませんでした。逆に「今までこの薬はどこに作用していたのだろうか?」と疑問を感じるほどでした。

実は、この期間中にもM君は以前の彼女への想いが忘れられず悶々とした日々を過ごしていました。ところが5月下旬、彼女に直接会って正式にふられたのです。しかもめちゃくちゃに言われたようでした。

そして、何とそのことをきっかけに、M君の様子がすっきりしてきたのです。それ以降、彼女は夢にも出なくなったそうで、完全に反応が変わってきました。脳内のプログラミングが変わったとでも言えるかもしれません。

彼女にふられると、ある人は落ち込み、ある人はすっきりする。このことは何を示唆するのでしょうか。出来事は同じでもその人の状態によって解釈が変わるということではないでしょうか。

皆さんの院で患者さんから「実は旦那にストレスの原因があって」とか、「昨日の上司のひと言が忘れられなくて」などと相談されても、そのまま受け取ってはいけません。「ひどいですね。その上司」と口では言いつつも、**本当は患者さん本人の脳内で問題が起こっているということを忘れてはいけません！**

●いつも患者さんから学ばせてもらっている

M君が通っていた心療内科も治療終了になり、トントン拍子に回復するかといえば、そうはなりませんでした。時々は元彼女の動向に心が乱されて眠りにくくなったり、将来への不安からのどがイガイガして肩が凝ったり、毎日学校に行くという生活リズムがなかなかつくれなかったりで、結局、浪人1年目の受験は不合格となりました。

しかし、浪人2年目は彼本来のリズムを取り戻し、無事に国立大学に合格しました。これには、私も狂喜乱舞する気持ちでした。この件を振り返って、「うまくいった要素は何か?」を自分なりに考えてみると、次のようなものになると思います。

1　M君を本当に何とかしたいと思った。
2　M君は絶対良くなると信じて付き合ってきた。
3　指示や断罪をしなかった。
4　保護者とタッグを組んだ。
5　いつも笑顔で対応した。
6　何が起こっても曇った顔はしなかった。
7　帰る時は笑いで終わるように心掛けた。
8「で、M君はどう思っているの？」と常に聞いた。
9　よく握手をした。

初めてM君が当院に来てから約4年。私たちはいつも患者さんから学ばせてもらっているとしみじみ思った症例でした。それと同時に、自分自身の強みを知った症例でもありました。

Case study 4

「実母の看病でくたくたのBさん」

point

- 「望ましい結果は何か？」を問うところから始める。
- 表向きの「夢」や「希望」から、行動を矯正しようとしても無理なことがある。
- 場合によっては、患者さんの見方の「枠組み」を変える必要がある。

患者さんのデータ

- 30代後半。女性。
- 主訴は「ストレスと強い疲労」。
- うつで体調を崩した実母の看病を続けている。

患者さんは、30代後半の女性。初診時、フラフラになりながら当院に駆けこんできました。ストレスと疲労が強いためにフラフラになっていたようです。聞けば、仕事と実母の看病がすごく大変だと言います。

触ってもなかなか力が抜けない感じの患者さんだったので、
「力を抜くことが上手にできなくなっていますね」と声をかけると、
「そうなんです。なんか、いつも緊張している感じで力が抜けないんですよ」
と困った表情を見せます。

さらに、「それは、そうですね。仕事しながらお母さんの看病をしているんですから仕方ないですね。神経がいつも活動状態で、お休みスイッチに切り替わらないんでしょうね。いつ頃からそんな感じなんですか?」と聞くと、次のような答えが返ってきました。

「実は、小さい頃からなんです。家ではお母さんの機嫌をうかがいながらずっとビクビクして生きてきたんです。お母さんの元を離れて結婚して子どももできたし、何の不満もない家庭を築いているのに、なぜか緊張が取れないんです」

さて、ここまで聞くと、「ストレスのもとは母親か」と思いがちです。…というか、私も最初はそう思っていました。しかし、意外な事実がしだいに明らかになっていきます。

●うつの母親のマイナス思考で育てられたBさん

何度か話すうちに、分かってきたことは、Bさんの母親が「うつ」で体調を崩しているという事実です。さらに聞いてみると、Bさんの母親は昔からマイナス思考で、物事をすべてマイナスに受け取るタイプでした。

Bさんも小さい頃から「そんなの上手くいくはずがない」とか、「どうせ駄目に決まっている」というように、マイナスの言葉を聞かされながら育てられてきました。進学や結婚などの際にもそのような感じの言葉を浴びせられ、さまざまな葛藤を感じながら生きてきたということです。

「お母さんの所に行くと、ネガティブなことばかり言うのですごく疲れるんです。しかも、毎日何度もそんな口調で電話をしてくるんです」と愚痴をこぼすBさん。

母親をどんなに励ましても、返ってくるのは「そんなの無理に決まっている」とか「元気になれっこない」といった言葉ばかり。これでは、娘として悲しい気持ちになっても無理はありません。

●「元気ではない」ことによって娘を身近に置きたい母親

では、こうした患者さんには、どう対処すればいいのでしょうか。私の場合は、いつも**「望ましい結果は何か?」を問うところから始めます。**

そこで、Bさんに「では、お母さんにどうなってほしいのですか?」と聞きました。するともと、「もっと前向きになってほしいんです」とか、「自分が元気になるためのモノに積極的に取り組んでほしいんです」と言います。

これは、もっともな望みです。

Bさんのプロフィールをもう少し詳しく紹介すると、Bさんは母親の強烈なマイナスの説得をようやく振り切り親元を離れ、関西の学校に進みました。その時点で母親の物理的な呪縛からは逃れ、安心して生活を楽しんでいました。やがて、現地の男性と恋に落ちて結婚することになり、そのまま関西に居を構えるつもりだったのですが、そこで母親のマイナスの影響力が働き始めました。母親の懇願や脅しに負け、男性を説得して地元広島に帰ってくることになったのです。

さて、ここで私とBさんの会話を少し再現してみます。

私「で、お母さん自身は、どうなりたいと言っているんですか?」
Bさん「元気になりたいって言うんですよ」
私「う~ん、なるほど。それは本当に元気になりたいんだと思いますか?」
Bさん「自分がそう言っているんだからそうだと思うんですけど…」
私「じゃあ、Bさんの目から見て、お母さんはどうなりたいのだと見えます?」

そこまで話したところで、Bさんは急に言葉が出なくなってしまいました。Bさんにしてみれば、母親が「元気になりたい」と口では言うのに、そのための「行動」を取らないことに「なんで?」という気持ちになり、いらいらしていたのです。

Bさんは「口に出すこと」がイコール「夢・希望・目標」になると信じて疑わなかっ

たのでしょう。それは、決して間違ってはいないのですが、**実は「夢や希望、目標」には表向きと裏向きがあります。そのことを知らずに、「行動」だけを矯正しようとしても無理なのです。**

Bさんの母親の場合、「元気ではない」ことによって、大事な娘が近くに居てくれる、電話すれば病院に来てくれる、家事も代わってやってくれる、みんなが心配してくれる…、という非常にいい思いをしているので、その状態を手放すはずがありません。

万が一元気になってしまうと、そのようなメリットが一気になくなる可能性があります。このことを「二次利得」と呼びます。

例えば、「痩せたいと言いながらおやつがやめられない」とか、「繁盛したいと言いながら院でゴロゴロしている」、「たばこをやめたいと言いながら何度も失敗する」などの状態は二次利得によって生じている可能性が否定できません。

今回のBさんのような例に限らず、そうした視点で患者さんを見てみると違うものが見えてくることがあります。

●「自分もうつになるのではないか」というBさん自身の不安

Bさんは、母親に対して、ウォーキングを勧めたりポジティブシンキングを促したり、あるいは励ますなどしてあらゆる方法で「元気」を回復してもらおうとしていました。

「お母さんにもっと前向きになってほしいんです。元気になることに積極的に取り組んでほしいんです」というBさんのそれまでの話に、私はてっきり「母親が元気になると自分の手を煩わされなくてすむようになり、Bさん自身楽になるのでそう言っているのではないか」と思っていました。

そのため、会話のリードも「Bさんにいかに母親の立場を理解してもらうか？」でした。

状況を整理してみると、母親自身は心の深層で病気が続くことによってBさんを独占でき、寂しさを紛らわしている。それに対してBさんは、母親から離れるつもりで対策を練っている。そんな構図に見えたので、「Bさんに母親の寂しい胸の内を理解してもらう」ことが必要ではないかと考えたわけです。

患者さんのコーチングやカウンセリングでは、先生が患者さんの「見方」を変えることにより、物事の「とらえ方」や「感情」が変わることがよくあります。そこで、Bさんの場合にも、そんな感じでリードしていたのです。

ところが、それが大きな間違いだとあとから気づかされたのでした。私にとってはショッキングな気づきとなりました。次に、そのことを紹介します。

Bさんの母親に対する見方を変えようとしていた私でしたが、なかなか進展しません。そこで、ある時こんな質問をしてみました。

「お母さんがこうなって、Bさんが一番困っていることは何ですか?」

それまでBさんの母親に焦点を当てていたものを、いったんBさんの心情に戻してみました。するとと、こう言います。

「お母さんがああなってしまって、私も同じようになるのではないかと心配なんです」

このひと言には「そうだったのか!」とかなり驚きました。

Bさんの話は、さらに続きます。

「実は、私のおばあちゃんもうつだったんです。しかもお母さんよりもひどい状態でした。そのおばあちゃんのお母さんも、もっときつい状態だったらしいんです。ひいおばあちゃん、おばあちゃん、お母さんと続いたら私もそうなるんではと…」

Bさんが苦しんでいる背景にこんなに深い出来事があったのかと、これには私もショックを受けました。**Bさんが必死に母親の行動を変えようとしている理由は、「Bさん自身の不安を取り除くため」だった**のです。

そこで、それまでの対応を変更し、「Bさんの考え方を変えよう」とするよりも、「まずBさんの重い思いを受け止めること」だけに焦点を当てることにしました。

●Bさんが母親に対して抱いていた見方の「枠組み」を変える

そうした中で私がBさんに語った言葉は次のようなものでした。

「Bさん、僕はね、先祖って必ず子孫の幸せを願っていると思っているんです。そう考えると、もしかして今お母さんは子孫にこの悪い連鎖が続いていかないようにと必死で食い止めようと身を挺《てい》してかばってくれているのではないんですか。そんな見方ができると思いませんか？」

するとBさんはしばらく絶句し、「そんな…、先生…、そう言われたら私…」と涙ぐんでしまいました。

この一件で全てが劇的に解決することはないでしょう。しかし、**Bさんが抱いていた母親への見方の「枠組み」を変えたのは確か**です。この「枠組み」の変更がなければ、Bさんの状況はいつまでたっても足踏みが続いたに違いありません。

Case study 5

「自殺念慮のFさん」

point

・患者さんに対して最初に必要なのは、不安を取り除くこと。
・原因を特定することで患者さんの安心感が高まる。
・事前に目標設定（患者さんにとって望ましい姿）を聞いておく。
・メンタル面で問題を抱えている患者さんは「食欲」、「睡眠」、「表情」の三つを質問して判別する。
・患者さんに合わせてそれぞれ最適なタイミングと方法で最適な刺激を与える。

患者さんのデータ

● 30代後半。男性（独身）。
● 催眠療法を期待。不倫、離婚、解雇を短期間に体験。
● うつ病。
● 父親が自殺未遂ののちに死亡するなど、自分も自殺するのではと念慮。

この症例については、書こうかどうか迷いました。なぜなら、内容が強烈だったからです。しかし、皆さんにも学びがあるかもしれないと思うので一部を紹介することにします。

当院は、電話帳に「ボディバランス整骨院」として載っていますが、催眠療法の分類で別な名称でも載っています。ですので、たまに「催眠をかけてください」と電話が入ります。この例もそうした1本の電話から始まったと記憶しています。

「催眠が必要かどうかは分かりませんが、とりあえずお越しになってお話を聞かせていただけませんか?」と初回の予約を取ってもらい、来院したのは30代後半の独身男性でした。

おおまかに紹介すると、不倫と離婚、解雇を短期間に体験し、うつ病になって自殺念慮が強いという状態で、ため息ばかりの患者さんでした。

皆さんは、このような患者さんが来た時に、どのように対応するでしょうか。

結果から報告すると、その後も通院は続きましたが、ほとんどの状況が好転し、トラウマも克服、望む職も見つかって生き生きと仕事に励んでいます。「人間って変われるんだ」と確信した症例でしたが、この例を全部書こうとするとまとまらないので、一番学びになった部分を取り上げることにします。

●Fさんの目標設定を事前に聞いておく

私の場合、こうした患者さんへの対応は事前に決まっていて、次のような順になります。

◆前提

このセッションを受けるにあたって、できることとできないこと、患者さんがすること、私がすることなどを話しておく。

◆目標設定

「結局はどうなりたいのか？」を聞いておく。

◆ヒアリング

現状や過去の話を聞く。この段階ではとにかく「聞く」に徹するようにします。アドバイスをしてしまうと、それで終わってしまいます。

◆リード

患者さんに「満たされた感じ」が出たところで、リードに入る。この段階は、未来に向けての話ができるようになる頃です。

◆トライ・アンド・エラー

行動に移してもらい、試行錯誤に入る。

◆シェア

試行錯誤の中で感じたことや気づいたことを聞き、さらなる気づきを得てもらえるようリードする。

◆リフレーム

患者さんが自分自身の心の変化に気づき始めたら、今度は周囲の人の心の動きを観察してもらう。自分の見方だけではなく、相手の立場からも見られる（考えられる）ようにリードします。

◆チェック

最初の目標設定からずれていないかどうかをチェック。

ざっとそんな感じですが、その際、状況に合わせていかに柔軟に対応していくかが大事です。このことは治療や教育でも全く同じなので、皆さんの活動にもヒントになると思います。

実際の展開はどうだったかというと、最初にこんなやり取りがありました。

私が、「世間ではうつ病の人に頑張れと言うのは逆効果だといいますが、Fさんは当事者としてどう思われますか、やはり負担になりますか？」と聞くと、「本気で言ってくれるのなら嬉しいです」という返事。なるほど、やはり通説はあてにならない場合もあります。

患者さんに対して最初に必要なのは、不安を取り除くことです。痛みを訴えてくる患者さんにも共通しますが、「なぜこうなったのだろう？（原因）」とか「どういうことをされるのだろう？（方法）」、「良くなるのだろうか？（結果）」という不安があります。

特に最近は説明責任が問われる時代です。「一体自分はどうなるのか…」という患者さんの質問に対して「納得」をお届けしないと「満足」に結び付きにくくなっています。

逆にいうと、「納得」をお届けできれば、いい加減で無茶な内容でも満足してしまうというのが人間心理ですが、やはりそこにはモラルの問題があります。「お客さんになって通い続けてくれればいい」などと考えるのではなく、患者さんの立場に立った真摯な対応で納得をお届けしなくてはなりません。

●自殺未遂した父の家系を不安に思うFさん

多くの場合、原因を特定すると患者さんはかなり安心感を覚えます。Fさんの場合、原因として考えられるのは、まず離婚や解雇によるストレスです。……というか、Fさんの場合にはこれしかありません。

ただし、ここでミスしてはいけないこととして、「原因はストレスですよ」で終わらせてはいけません。人によっては、例えば「ストレスがかかる＝不眠や肩の重さなどの身体症状」などと結び付かない人もいます。そうした場合は、なぜストレスが身体に影響を与えるのか教えてあげると安心度が高まります。

Fさんの場合にも、「ストレスが身体症状に影響を与える仕組み」についてまず伝え、「そうか、今の状態はいくら自分で我慢しても踏ん張っても良くはならないんだ。時間は必要だけど先生に言われた通りにすれば良くなっていくんだろうな」と委ねてもらい、不安を半減させることから始めました。

そんなＦさんといろいろ話をした中で得た情報は、「父は事業の失敗から自殺未遂し、そののちに死亡した」、「父の兄も自殺した」、「なので、自分も自殺するのではないかと不安」というものでした。そのように家系を気にする人は必ずいます。「親がヘルニアだから」とか「親が変形膝だから」、「親が肩凝りだから」と気にして、根拠はないのに気持ちが左右されてしまう。しかし、気持ちは未来に向かって創っていくことが大切です。

Ｆさんは、とにかくよく話す人でした。それまで心の中に鬱積したさまざまなことについて、マグマを噴くように話します。

その時に特徴的なのがＦさんの姿勢で、うつぶせであろうと横向きであろうと、いつも私の顔を見ながら受け答えをします。

皆さんの院にも、そんな患者さんが来るのではないでしょうか。これは、そうしないと安心感が得られないからです。**相手の顔が見えていることで安心し、自分を見てもらっていることを確認したうえで安心してたくさん話して**

くれます。ですから、そのような患者さんに対しては、きちんと顔を見てあげてください。 治療の姿勢によって難しい場合でも、時々顔を覗《のぞ》き込んであげてください。

「はい、もう話すのはいいから下を向いていてね」などと言わないようにしましょう。

●徐々に笑顔を見せ始め1カ月後にはリラックス

ところで、Fさんに2回目の来院で聞いた「望ましい結果」は次の6項目でした。

1 治したい
2 変わりたい
3 克服したい
4 気持ちが強くなりたい
5 目標を持ちたい
6 家庭をつくりたい。

この答えを引き出す際に、「どのような出来事があって、今どういう状況か?」という質問はあえてしていません。なぜなら「出来事」そのものには意味がないからです。

例えば、「床の物を拾おうとしてぎっくり腰になったから治したい」という患者さんの場合、「床の物を拾う」こと自体、負傷の程度を推測するには参考になりますが、すでに治療行為とは無関係です。床の物を拾う姿勢で皆が腰を痛めるわけではないし、それよりも問題なのは、「屈《かが》んだだけでぎっくり腰になってしまう」という身体の反応です。

そこを理解せずに、「腰を痛めない物の拾い方」を一生懸命に指導する先生がいるとすれば、それは正しい治療ではありませんね。

話をFさんに戻すと、彼はいわゆる引きこもりで時間があるため、週4回の通院となりました。そして、来院して10日を過ぎた頃から徐々に笑顔が出始めました。1カ月を経過した頃にはかなりリラックスしていました。

私としては、いつまでも「そうですね、そうだったんですね…」などと言っているわけにもいきません。「現状確認ができた」と判断し、そろそろ「望ましい結果」

に向かうようにリードしていく時期だと舵を切り始めました。そして、そこからが興味深い展開になります。

●人に意見を言えたことがFさんの自信につながる

Fさんが話してくれた6項目の「望ましい結果」を実現するように導くのですが、例えば「1治したい」の場合ならだいたいこんな流れになります。

「何を治したい？」↓病気↓「どんな病気？」↓「うつ病」↓
「何が良くなったらうつ病が治ったと言える？」↓倦怠《けんたい》感、自殺願望↓
「ほかには？」↓孤独感、寂しさ。

つまり、**順を追って内容を細かく砕きながら、患者さんの深層にある抽象的な感情をとらえていきます。**

次に、「孤独感や寂しさ」を癒すためのリード（または、ほかの「望ましい結果」へのリード）ですが、一般的によく使われる手法は次のようなものです。

◆手法を自分で選んでもらう ⇩ 「今、何か一つでも孤独感や寂しさを和らげる行動を挙げてみてください」と自分で考えてもらう。

Fさんの場合は「1日1回は誰かと会話する」でした。

◆選択を迫る ⇩ 「あなたにとって○○と××ではどちらがいいですか?」と質問して、「はい」か「いいえ」で示してもらう。

これは、皆さんもよく耳にするのではないでしょうか。「我慢する生活と自由な生活ではどちらがいいですか?」などと質問してリードしていく方法ですね。

◆メリット、デメリットを挙げる ⇩ 「○○をした時のメリット、しなかった時のデメリットは何?」と将来をイメージさせる。

これもよく聞くのではないでしょうか。「しんどいけれど運動した時のメリットと運動せずに飲んでばかりいた時のデメリットは？」などと質問する比較手法です。

自分で考えてもらい、自分で判断してもらう。自分で歩きだしてもらうには最適な方法です。Fさんの場合もそうした流れにシフトチェンジして徐々に自立への道を歩んでもらうつもりだったのですが、現実は必ずしも思惑通りには進まないものです。

何が起きたか、まず普段の治療現場での会話に例えてみるとこんな具合になります。

患者「先生、ちょっと頑張りすぎて腰が痛いんです」
先生「それはよく頑張りましたね。でも、痛くなるまで頑張ったのは、やりすぎでしたね」
患者「そうなんですよ。でもどうしてもやっておかないと主人に怒られるんですよ」
先生「それも大変ですね。厳しいご主人なんですか？」

患者「ええ、とっても。昔からですね」

先生「とはいえ奥さん。よく考えてみてください。怒られるのが嫌で自分が痛い思いをして、さらにお金も時間も使ってしまうのと、怒られたとしてもそこをグッと我慢して自分が元気でいられるのとではどちらが自分のためになりますか？」

患者「まあ、それはそうですけれど…」

先生「それなら、ご主人を怒らせない方法を何か考えた方がいいですね。思い当たる方法はありませんか？　簡単なことでいいんですよ」

少し心理学やコミュニケーションを学んだ人なら、もちろんほかにも方法はありますが、そんな感じで応対すると思います。

初回から約1カ月たっていたＦさんにも、同様に2、3回セッションしてみました。すると、ある回のセッションで「先生、ちょっとお話があるんですけど…」とかしこまった様子で切り出してきたのです。結局、「引っ張られている感じがして、通院が辛い」という話でした。

実はこの件で、私自身に大きな学びがあったように、Fさんにも大きな成長がありました。それは、Fさんは以前なら「人に意見する」ことができなかったらしいのですが、今回、初めて私に対して意見を言い、「自分の意見を人に伝える」ことがとても自信になったということです。

確かに、これは納得できます。先生や上司、社長など社会的に上の立場にいる人に対して、誰でも自分の意見は言いにくいものです。それでも意見を言えたというので、Fさんはその達成感と、「言ってもいい」という新しい選択肢を得ることができたのです。

●母親への愛情から生じた「言ってはいけない」という思い込み

一般的に、「言ってはいけない」という価値観（思い込み）を強く持っている人の場合、過去に「言って失敗した」とか「言ってはいけない」と強烈に刷り込まれた体験があることが考えられます。Fさんもそうした一例で、トラウマになっていたのが母親でした。

Fさんの母親はまだ子どもが小さい頃に夫を亡くし、3人の子どもを1人で育ててきたそうで、「そんな苦労をしてきたお母さんに意見を言えるはずがない」という信念（思い込み）です。「自分が意見を言うことによってお母さんを困らせるのではないか？」という先入観のもとに自己を抑制する。愛情あるが故の抑圧です。

これには根深いものがあり、そうした思い込みを持つ人が実はたくさんいます。

私もそんな1人で、農家の両親はお金がないので困っていたし、両親の喧嘩の原因といえばほとんどがそのことでした。ですから、「お金の話をするのは親を困らせることだ」という「アンカー」がかかり、やがてお金の話はしなくなる。

そうしたアンカーがいわば拡大感染してしまい、「お金の話は人にしてはいけない」という思い込みが形成される。やがて私が独立した時、この抑圧が非常に苦しい状況に立たされる原因にもなりました。

Fさんの場合も「お母さんに意見できるはずがない」と母親に対する思い込みだけならまだよかったのですが、やがて「自分が世話になっている人たち」と拡大解釈され、そうした人たち全員に対して「意見ができない」という思い込みになってしまったのです。

「世話になっている対象者」というのは、兄や上司、先生、社長などいわゆる「目上の人」で、「目上の人には意見してはいけない」というところまで拡大解釈してしまうのでした。

そうした信念で得をしてきた部分もあったかもしれないし、うまくいかない原因になったこともあったかもしれません。ただ、Fさんが将来に向かっていくためには、解釈の軌道修正が必要です。

●「本気で変わりたい」というFさんの願いに応える

「お母さんに言えるはずがない」と思い込んでいるFさん。さらに聞くと、物心がついた頃から「お母さんの目を見て話したことがない」と言います。母親がいつも上から目線で話をして、Fさん自身はいつもうつむいているだけというのが常のようでした。

そんな感じで育った子どもは、総じて自分に自信が持てません。心も身体も伸び伸びと成長していく時期に抑圧がかかるわけですから、どうしても自信が持てなくなってしまいます。

では、そうした思い込みを変えるために必要なことは何だと思いますか？

それはズバリ「本当に変えたいと思うこと」です。実際、「変わりたい」とか「治したい」、「痩せたい」と皆言葉では言います。そこで、**「本当に変えたい」と思ってもらうには、その気持ちと今の状態との間の因果関係を認められるかどうかが重要になります。**

分かりやすく説明すると、例えばダイエットで「痩せたい、痩せたい」と誰でも言います。その時、その人の生活を振り返ってもらうと、「あんまり食べてないんですけどね」とか「運動不足なんですよね」、「お付き合いが多くて断れないんです」など「因果」の「因」については話します。しかし、「本当は食べている自分」、「運動する時間をつくらない自分」、「お付き合いの時以外で管理できない自分」などの現状となっている「果」を認めることが実は先なのです。

そのうえで「ストレスのはけ口で食べてしまう自分を変えたいのです」とか、「何とか工夫して時間管理をしたいのです」と信念のレベルで行動様式を変えていく。そのことに気づいた人が余裕でダイエットに成功するのです。

私たちはそのお膳立てをするだけです。

Fさんもそのことに気づいていましたが、自分では突破口を開けない。そこで、「できれば先生、母と話をしてほしい」とお願いを受けました。

自分の現状と過去からの経緯を自分が言えないので、私に代弁してほしいという願い。そのような時、皆さんはどうしますか？　私は快諾しました。なぜなら、そのような頼みにくいことをあえてお願いするのですから、「本気で変わりたい」と思っているに違いありません。それなら「一肌脱ぎましょう！」というわけです。

皆さんの院でも、「部活を休みたいけれど顧問の先生や親に言いにくい」という子どもがいると思いますが、そうした場合には皆さんが代弁してあげることによって子どもの状態が悪くならなくて済みます。

●子ども時代の母親のひと言がFさんのトラウマに

Fさんのお願いを引き受けて「何の話をしようか…」と考え込みはしましたが、「とにかくお母さんの言い分を聞いてからにしよう」と、そんな気持ちで臨みました。

Fさんの母親を迎えた当日。

「いつも息子がお世話になっています」というひと言から始まりました（ちなみにＦさんと同居はしていません）。

お母さんの話を要約すると、次のようになります。

・三男坊であるＦさんは、幼い頃病弱で命の危険もあったので、ついつい甘やかして育ててしまった。
・上の２人の兄には厳しく接したが、私が育て方を間違えた。
・自分も生きていくのに必死で、かまってやれなかった。
・甘やかさずにもっと厳しくすれば良かった。
・一番心配で、夜も眠れないくらい。

そんな話を聞いているうちに、Ｆさんとのある会話を思い出しました。Ｆさんが母親に対して決定的に不信感を持ったある言葉があったそうです。

それは、Ｆさんが小学校６年生くらいの時に子ども同士で喧嘩になり、普段おとなしいＦさんが相手に怪我を負わせた時のこと、母親が一緒に謝りに行った帰りにふとこう言ったのです。

「あ〜、間違えたかな…」

そのひと言がFさんにとって二十数年たった今でも、トラウマとなっていたのでした。

母親との面談でその話をすると、「あっ、やっぱりそう思っていたんだ…」と確信していました。

お母さんとしては、反省の気持ちから思わず口にした言葉でしたが、Fさんとしては「間違えた育てられ方で大きくなった欠陥品」というように受け止めていたのでした。子どもの時の体験は何にしても大事なものです。

Fさんは「父と死別した母に気を使って、わがままする言えなかった」と言いますから、お互いに気を使っていたのでしょう。その結果、2人の間に距離が開いてしまったともいえると思います。

ただし、2人の間で表現は食い違います。母親は「息子を甘やかして育ててしまった」と言うし、息子は「もっと甘えたかった」と言います。一体どっちなのかと思うかもしれませんが、深層は一緒です。母親の言葉を「もっと腹を割って付き合えば良かった」、息子の言葉を「叱られてもいいので、もっとかまってほしかった」

とそれぞれ言い換えると分かりやすいと思います。

さて、ここまで来たらあと一歩です。…とはいえ、どうしたら2人の溝が埋まるのか、私も正解を知りませんでした。そこで、魔法の言葉、「答えは自分の中にある」の登場です。ここは、お互いを信じるしかありませんでした。とりあえず私がここまでできることといえば、お互いの気持ちを伝えあう役割のみでした。

「お母さんは、Fさんのことをそう思っていましたよ」とか、「Fさんはお母さんのことをこう思っていましたよ」と、**ポジティブな部分を抜き出して事実を伝えます。ただし、決して嘘を言ってはいけません。**

話が進んで、結局、母親が言ったことはこんなひと言でした。

「分かりました、私も言いたいことは山ほどあるけれど、とりあえず叩《たた》きます！それでスキンシップをしてみます」

これには微妙な感じもしましたが、「答えは2人の中にある」ということを信じてその日の面談は終わりにしました。

「一体どうなるんだろう?」と心配になってしまったのを覚えています。

その日、母親はFさんの車に同乗してきたのですが、帰りの車内では2人ともお互いに黙ったままだったそうで、その後、母親はFさんを叩くこともなく時間が経過したようでした。

Fさんにその件をこう聞いてみました。

「Fさん、実はお母さんはFさんのことがとても心配で、今まで壊れものを扱うようにしてきたのがいけなかったんだと思って、『これからは叩いてでもぶつかっていきます』とおっしゃっていました。お母さんが本気でぶつかってきたとしたらどうなっていましたか?」

すると、Fさんはこう言います。

「駄目でしたね〜。まだ自分のペースを壊されたくないので速いスピードでことが動くとたぶん私はもたないです」

Fさんとしては、あくまでも冷静に和解を進めたかったようです。いずれにしても、「お母さんの本心や愛情」を感じたのは収穫でした。なぜなら、次の大きな動きにつながったからです。それは、「Fさんの爆発」という形で現れました。

●母親に対してたまっていた感情のマグマがついに爆発

ある時、些細な会話からＦさんのマグマが噴き出しました。母親に対して、今までの鬱積した感情がぶつけられたのでした。生まれて初めて母親にむき出しの気持ちをぶつけ、昔の自分はいつも母の言葉をうつむき加減に聞いているだけだったけれど、その時は目を見て話せたということです。

そして、話しながら母親の前で初めて泣いたそうです。「感情に任せて言ってはいけない」と思いながらも「自分を見てほしい、知ってほしい、触れてほしい」というマグマがとどまることなく噴出したというわけです。

今、この本を読んでいる皆さんがすでに察した通り、Ｆさんのトラウマはここで解消されました。Ｆさんの目線が自分の未来に向き始めたのも明らかにその時からでした。これで「めでたし、めでたし」の感はありますが、ここで私はあえてひと言、Ｆさんにこう言いました。

「で、Ｆさん。Ｆさんの気持ちは治まってきましたが、お母さんの気持ちはどうでしょうか？」

少し意地悪でしょうか？

実は、その後、Fさんの母親が当院に患者として通院していたのです。ですから、体調の管理はもちろんのこと、それからのFさんとの関係やFさんへの気持ちを聞くこともできました。

結論からいうと、「私の気持ちはどうなるの！」という怒りは息子が元気になることによって消え失せたようです。やはり、母の愛です。そんなこんなで一つクリアしたFさんは調子が上がってきました。

昼夜逆転した生活もしだいに時差が修正されて薬の量が徐々に減り、うつむいていた顔が少しずつ前を向くようになりました。当院のスタッフが「最近のFさん、笑うことが多くなりましたね！」と言うようにもなりました。

私たちのような院には、たくさんの患者さんが「あっちが痛い、こっちが痛い」と言ってやってきますが、メンタル面で問題を抱えていると思われる患者さんは、次のような点で判別できます。

◉食欲の問題…過食・拒食はもちろん、そこまでいかなくても食べすぎやおやつ依存、または食欲不振。

◉睡眠の問題…寝付けない、途中で起きる、朝起きられない、またはバチッと目が覚めるなど。

◉表情の問題…笑えない、または愛想笑い、無表情、目の動き。

そこで、「最近、食べれていますか？」、「眠れていますか？」、「笑えていますか？」という3大質問をそれとなくするといいです。

●社会復帰に向けて未来への不安を軽減していく

母親との和解に至ったＦさん。次は社会復帰がテーマとなりました。実は、Ｆさんは母親が当院に来ている間にも就職の面接を受けています。しかし、あえなく不採用。その頃のＦさんは、おそらく私が採用担当者でも不採用にしたと思うくらい暗い感じでした。

Ｆさんはもともと介護関係の仕事に就いており、介護系専門学校の教員をしていた経験もあります。ですので、現場ではバリバリ仕事をして、学校では生徒との信頼関係もつくれるというわゆる「できる男」だったのです。

しかし、人間というのは分からないものです。面接を受ける前に「仕事をするのが怖い」と言うのでこんな分析をしてみました。

紙に長い矢印を1本引いて、先が未来、反対側が現在、現在から少し進んだところが面接合格というように設定して、「一体どの場面でどんな怖さが出るんでしょうか？」と質問します。

すると、Fさんの答えは次のようなものでした。

現在から少し進んだところで、「仕事が決まるかどうか？」という怖さ。さらに進んで、合格できたところで「決まっても続くかどうか？」、その先の未来に進んで「収入面で生活していけるかどうか？」、矢印の先端の未来に至っては「うまくいっても反動で人生が狂わないかどうか？」が怖いということです。

時間軸で見ると、人は誰でも一つの事柄にすらたくさんの不安を抱くことが分かります。そして、そのように仕分けをしてあげるだけで患者さんの心配は軽減されるものです。

実は、ポジションチェンジという方法があり、Ｆさんに体験してもらったことがあります。どういった内容かを紹介すると、二つの椅子を使い「自分の立場から」と「相手の立場から」、「第三者の立場から」という三つの視点を味わってみるというものです。

母親との和解が進まない時に「Ｆさんの立場」、「お母さんの立場」、「第三者の立場」にそれぞれ立ってもらいました。実際に椅子に座って相手をイメージしながら異なる視点を体験します。

結果からいうと、Ｆさんは途中でリタイアしてしまいました。

◆Ｆさんの立場に立った時　⇩　うつむいてお母さんの目を見られない。
◆母親のポジションに座ってＦさんを見た時　⇩　「何でこの子は下を向いてるの」と思った。
◆客観的な位置から２人を眺めた時　⇩　お母さんが上から見ていて、自分は下を向いたまま謝っている光景。

2回くらいやるのですが、Fさんは自分の椅子に座って母親を見るポジションになると、もう苦しくなって座っていられなくなり、リタイアしてしまったのです。セラピストの観点で考えてみると、これはタイミングを間違えたのかもしれません。ただ、そこは潜在意識のなせる業でしょうか、この体験のあとから母親との和解に向けた動きが早まったのは事実です。

皆さんの院の治療でも同じようなことがありませんか？　施術後は痛みが強くなった感じが出たが、そのあとすっと痛みが引いていったという状況です。刺激は多すぎても少なすぎても駄目ですね。**人それぞれの時機に合わせて一番適切なタイミングで最も適切な方法を選んで最適な刺激を与える。すると、患者さんの心も体も変化を始めます！**

そんなわけで、今回、Fさんの話はここまでにしますが、私としても大いに学びになった事例となりました。

Case study 6

「いらいらが解消できない主婦のTさん」

point

・カウンセリングは患者さんへの共感から始まる。
・会話に自己否定や未完了の傾向が強い人は成長期に問題がある場合がある。
・質問は「はい」か「いいえ」で答えられるものから始め、しだいに中心的な内容へと進める。
・予想を立てて患者さんを誘導し、予想が違う場合は別方向へ向けてみる消去法が大切。

患者さんのデータ

- 30～40代。2児の母親。
- 主訴はいらいらが取れない。
- 自分の時間が持てないことがストレスの原因になっている。

大阪で開業しているある整骨院の院長先生の紹介で、広島にいる私の所までわざわざカウンセリングを受けに来た患者さんがいました。2人の子どもを持つ30～40代の主婦です。

良いご主人とご両親のいる恵まれた家庭環境にいながらも、子どもとの折り合いが悪く、心配した母親とご主人がその院長先生に相談した結果、私への依頼となりました。

●大阪から来たTさんを緊張気味で迎える

それにしても、その女性の家族は、よくこちらまで送り込む決心をしたものです。

遠い広島の、知り合いでもない私の所まで大阪から来させるくらいですから、その院長先生に対する信頼はたいしたものだと思います。

そのようなわけで、当日、私もやや緊張気味でその女性を迎えました。ここでは、仮にTさんとしておきます。

Tさんへのカウンセリングは、「どんな問題があって来られたんですか?」という質問から始めました。人づてで相談内容を聞いた場合、実際に本人から聞いてみると内容が全く違っていたということが治療現場ではよくあります。ですから、まず本人が感じている問題を明らかにすることから始めます。

Tさんの場合は、子どもの教育に関係することだと聞いていました。「子どもの時間に合わせていると自分のやりたいことが片付かなくていらいらする」、「特に家が片付かないことがすごくストレスになる」、「子どもの送り迎えや食事、宿題の面倒などを見ていると掃除ができなくて、それがたまってくるといらいらしてきて、子どもにあたってしまう」という話でした。ご主人も1週間会話がないほど忙しいらしく、接点がない様子でした。これは、主婦にはありがちな悩みです。

●時間を奪われることがストレスの原因に

さて、こうした話を聞いたあと、聞き手の受け答えによって「カウンセリング」になるか、「普通の会話」になるかが分かれます。

普通の会話では、例えば「うちの嫁さんもそうですよ」というような調子で応じて、「あなたの悩みはそんなに大きいものではないんですよ」と問題を小さなものにしようとする。あるいは、「時間の使い方がうまくないんですね。それならいい方法がありますよ」と能力の問題にして、解決方法を提案します。

一番良くないのは「子どもなんて放っておいても育ちますよ」と意味の分からない納得のさせ方をしてしまうことです。そのようなことを言うと、もう話をしてもらえなくなります。

その点、カウンセリングが少しでもできる人なら「それは辛いですね。ご主人にも手伝ってほしいですね」と共感するところまでは話が進みます。この本を読んでいる皆さんなら、そこまでできると思います。

人の悩みは人それぞれなので、その大きさや小ささは他人にはなかなか理解できません。従って、共感する態度を示しても「そうですね…」とか「そんなもんですかね…」といった反応で会話が進まない場合、あるいは「でも…」と食い下がってくる場合には、裏に何かしら大きな悩みが潜んでいることを考えます。

そして、問題を明らかにするためにさらに質問をします。

治療現場に置き換えて考えてみると、患者さんは「腰が痛い」とか「肩が上がらない」と言いますが、患者さんにとって本当の問題は「腰が痛いことによってできないことがある」、「肩が上がらないことによって失うものがある」という点にあります。

そのようなわけで、Tさんに対しては「ご主人が夕方家にいていろいろ手間がかかると、いらいらしませんか？」と質問してみました。すると、「う〜ん、やっぱりいらいらします」という返事。さらにほかにも時間を奪われるシーンを挙げて質問してみると、「いらいらします」という答えでした。

つまり、Tさんの場合、子どもの教育の問題ではなくて自分の時間を奪われることがストレスの原因でした。ここを見つけないと、永遠に世間話で終わってしまうことになります。

Tさんへのカウンセリングは私も驚くような意外な方向に向かったので、可能な限り紹介したいと思います。ただ、Tさんが誰にも言えなかった心情を吐露してくれた部分は守秘義務上書けないのでご了承ください。

●ポジティブになれずに会話が未完了で終わってしまうTさん

質問によって、ストレスの原因が浮き彫りになったので、今度は「では、どうなったら一番嬉しいですか?」とさらに聞いてみました。

私はここで「時間管理が上手になる」、「片付けが上手になる」といった答えが返ってくるのではないかと予想しましたが、Tさんから出てきた言葉は全く違いました。「理想を言っていいですか?」と前置きをしたあと、「今の家で一人暮らしをしたい」と言います。そこまで言うのは、何か根深いものがあるに違いないと感じました。

「ちなみに、もし一人暮らしができたら何をしたいですか?」と聞くと、真っ先に出てきたのは「片付けをしたい」という答えです。「それ以外には?」と聞くと、しばらく考えてから「スイミング（独身の頃にしていたので）」という答えが戻ってきましたが、これはそれほど熱望している感じではありませんでした。

ここで片付けに関する能力向上をレクチャーしても仕方がないので、そのまま雑談を続けました。そこで出てきた話は、「自分自身のA型の几帳面な性格が嫌いなんです」、「なんとかなりませんかね？」というものでした。ほかに、「主人はB型なのでマイペースでうらやましいです」とも言います。

ここで、血液型診断のうんちくを語っても問題解決にはなりません。判断材料として心に留めておき、軽く聞き流します。

「主人はおおらかでうらやましい」、「ほかの奥さんたちはみんな料理も手早くできている」、「ほかの家は掃除もきちんとしているはず」と、事実かどうか分からないことも含めて他人との比較が続きます。私からは「A型の人はみんな几帳面なんですか？」、「ほかの家庭を実際にご覧になったのですか？」、「みんなって全員ですか？」と質問を入れ、談笑する時間が続きました。

結局、「誰かがうらやましい」と感じるのは、「自分が嫌い」とか「自己否定」が強い状態です。さらに特徴的なのは、「幸せですか？」とストレートに聞いた時に「幸せじゃないかと言われれば幸せなのかもしれないですけど…」という答え、あるいは「みんなはできているというお話でしたが、実際に聞いてみたのですか？」という質問には「聞いてないですけど…」という答えで、ポジティブな答えを引き出そうとしていろいろ質問を投げ掛けても最後に「けど…」という言葉が続くことでした。

この言葉は、「本心を隠している場合」、「本当に言いたいことが別にある場合」に多用されます。そのような「自己否定」や「未完了」を意味する言葉が口癖になっている人の多くは、幼少期や青年期にそうした状況が形成されています。

そこで、Tさんの場合は昔の記憶を思い出してもらう必要があると感じました。

●「育った時期に何かありそうだ」と予想

では、患者さんに昔の記憶を聞く時、皆さんはどのように切り出しますか？

当院のスタッフもそうですが、治療家の先生の多くは患者さんのプライベートに関わることを聞くのに抵抗感があるようです。「Tさんの場合はカウンセリングなので、聞けるのでは？」と皆さんは思われるかもしれませんが、私は普通の治療の時でも必要があればプライベートのことでも聞き出します。

ただし、カウンセリングの場合でも、聞き方には治療の場合と同じでコツがあります。まず、自分が見立て（予想を立てる）をして、治療（質問）をしてみて、それで間違いないかどうか検証する（反応を見る）という流れになります。

今回の場合は、「育った時期に何かありそうだ」と予想できたので、順番に聞いてみることにしました。決して「昔、何か嫌なことでもあったのですか？」と真ん中から聞くことはしません。そこから質問すると、「いや別に…」で終わってしまう可能性があるからです。

それに対して、例えば「Tさんは小さい頃は厳しく育てられたのですか？」と聞くと、「はい」か「いいえ」で答えざるを得ないので会話が途切れる可能性が少なくなります。

次に、「どんなふうに育ったのですか？」と聞くと、さらに話さないといけないという気持ちになり、会話が進みます。続いて、「ご両親はどんな方だったんですか？」と聞くことによって父親と母親のどちらに焦点を合わせればいいか読めてきます。もし両親に問題がなさそうなら、兄弟構成を聞きます。

予想を立てて、反応するかどうか誘導してみる。違っていたら別の方

向に向けてみるという消去法で進めることが大切です。そして、「〇〇との関係に問題がありますよ」と「結論」を突き付けてみます。

熟練したカウンセラーや占い師であれば、そうした短い会話（誘導）のプロセスから正確な結論を導きます。これを「見抜く」といいます。それによって、相手に「え、何で分かるんですか?」と大きな驚きを与えることができます。

熟練した治療家が院の玄関を入ってきた患者さんの足音だけでどこが悪いのかを言い当てて、「先生、何で分かるんですか!」と驚かれるのと全く同じことですね。そう考えると難しいことではないと思います。「正常と、変化した状態の違いを見分ける」ことが私たちプロの仕事です。

●過去の経験と想いを涙ながらに話してくれたTさん

Tさんとの会話に話を戻すと、「小さい頃、厳しく育てられたんですか?」という質問には、「う〜ん」と言って一呼吸してから、「時間とかは厳しかったですね。でも、普通だったと思いますよ」と答えてくれました。ここで「普通って?」と聞きたくなりますね。さらに会話が続くのですが、微妙なプライベートの内容も含んでいるので、ここから先は要点だけを紹介します。

質問を変え、Tさんの周囲に関係性の悪い人がいなかったかどうかを聞いていくと、やはり1人いました。それもかなり身近な人で、結局、Tさんはその思春期に芽生えた感情を引きずったままの状態でいることが分かりました。Tさんにとって、その人は今でも大事で感謝すべき存在ではあるものの、当時の想いが消えずに憎しみとしての感情を持ち続けていました。

Tさんのそうした成長期の状況が分かったので、私はTさんに「今回、わざわざ広島まで来て、その人との関係を変えられると問題を早く解決できるのですが」と優しく聞いてみました。すると、Tさんは「そうですね…、相手の○○さんが悪いのではないと分かっているんですけど、どうしても許せません」と言います。

このあとも数分、言葉を換えて「関係性の修復」に進むように仕向けてみましたが、頑《かたく》なに拒否する姿勢は変わらず、これはかなり根深いと察しました。

治療もそうですが、本人から「望む」という希望、あるいは同意がないと手の施しようがありません。「これ以上、進めても一層頑なになり、信頼関係が築けないいな」

というのがその時の私の判断でした。

そこで一歩引いて、「分かりました。許したくないのですから、今は許さなくてもいいですよ。では、とりあえず掃除や整理整頓ができるように作戦を考えましょうか」と別の話題に切り替えることにしました。

実は、**この「一歩引く」という作戦が、今回の事例で成果を引き出すことに成功した大切な要因でした**。お互いが突っ張り合いや押し合いをしているばかりでは、ますます状況の打破が難しくなります。そのような状況で主導権を握るには、「受ける（吸収する）」、「引く」、「方向を変える」、「譲歩する」というように対応を変えることが大切です。

治療現場でも患者さんの治癒のために「ストレッチしてください」、「明日来てください」、「自費を足してください」などと言うことがありますね。全ては治癒を早めるために言うのですが、患者さんからは「時間が…」とか「面倒で…」、といった反応が返ってきます。すると、つい「…しないと治りませんよ！」とか「来ないと治りませんよ！」、と押問答をしそうな気持ちになります。

確かに厳しく言ったほうが効果のある人もいますが、そうでない人に対しては一度引いたほうが有効です（ただしプロとして「…したほうが早く治るのは間違いないのですが」とひと言言っておくことは大事です）。

一歩引いて「間」を取ることによって相手は混乱し、「あれっ？　この人私を説得しようとしていたのでは？」とか「えっ？　別の話題に行くの？」という気持ちになります。もし相手が心理的に裏に何かを抱えていたなら、「もっと話したかったのに」と欲求不満になり、「言いたい」という感情が倍増します。

Tさんに対しては、「どうやったら一番悩みの種の2階の掃除ができるか？」に焦点を変えてみました。「いつまでに」と期限を決め、「どの範囲まで？」、「そのために必要な資源は？」、「いつから開始するか？」などを決めていきました。

最終的には、「お母さんの協力を得て2日間で達成する」というところで合意しましたが、私としては「カウンセリングがここまでで終わると成果が薄い」と内心感じていました。その時点ですでに100分ほどたっていたので、徐々に終了を演出してゆきました。

そして、この**「終了の演出」が最後の仕掛けとなります。カウンセリングが終わることを示唆すると、患者さん側には「これで終わっていいの**

かな」という気持ちや、「黙っていたことを話すチャンスはあとわずかしかない」、「今、話さないと…」といった切迫感が生じます。

これは、商品販売などでよく使われる「残りあと10個」とか「締め切りまであと3日」といった手法と同じです。治療院の現場にあてはめるなら、「残り少ないですから今年中に来ておきましょう」とか「土曜日は予約がいっぱいですが、日曜の4時なら空いていますよ」、「今ならまだ予約が取れますよ」というのと同じ原理です。

再び話を戻して、Tさんの場合に大事なのは「Tさんが現状を変えたいと思って決意してくれれば一気に解決に向かいますよ」と、成果が上がらない責任はTさん側にあると伝えておくことです。これは、「成果を上げるには、あなたが変わればいい」という意味です。そして間を置くことにします。

すると、やはりTさんのほうから「私が○○さんを許せないのは、……という理由があるからです」と話し始めました。

ここで私はあわてずに、自然な態度で聞き始めました。Tさんは思春期の頃、自分の進みたい進路があったけれどあきらめざるを得なかったと言います。それをずっと引きずっていて、その経緯を涙ながらに話してくれました。「この話は誰にも言えなかったんです」と言います。

●心のつかえが取れて解放されたTさんからのメール

Tさんの話の内容から、確かに○○さんが原因とは言えない状況でした。Tさんは、それが分かっていたので自分の胸の中に収めておくしかなかったようです。過去の自分の進路（将来の時間）が閉ざされた悔しい想いが解消されず、それが現在の子どもに手がかかる状況と結び付いて「自分の時間を侵された」という感情となり、「怒り」や「いらいら」となって表現され続けていたようです。

今回、誰にも言えなかった経緯、想いを外に出したことによりTさんは気持ちが解放された様子で、こんなメールをいただきました。

先日はお世話になりありがとうございました。
あれから気分もなんだか軽くなり何か吹っ切れたような気がします。
自分のことを好きになれてきましたし、なにより主人や子どもたち、そして母にも優しく接することができるようになりました。

広島に行く前は遠いこともあって憂鬱でしたが、今では行って本当に良かったと思っています。

これからは笑顔でいられるようにポジティブに生きていきたいと思っています。

先生に感謝です。本当にありがとうございました。


追伸「けど」は使わないように気をつけています。が、2階の片付けはまだ残念ながらできていません（笑）。

今年中にはなんとかしようと思っています。


Tさんには想像した以上に喜んでもらうことができ、私も嬉しい気持ちでいっぱいになりました。私がいろいろな活動を続けられるのも、こうして喜んでもらえることが励みになるからです。「話す」ことで「放した」例でした。

Case study 7

「国家試験合格を目指すS君」

point

- 患者さんは「無条件の愛で受け入れてほしい」と思って来院するので、真摯に受け入れる態度が大切。
- 問診の時には相手に安心感を与えるように態度を工夫する。
- 治療者が患者さんの気持ちを善悪の基準で判定してはいけない。
- 相談相手から抗議された時はこちらから質問することで主導権を握る。
- 言葉は人の心をつくる力を持っている。

患者さんのデータ

- 22歳の男性。
- 「国家試験に向けて集中力をつけたい」が来院の目的。
- 挙動不審の態度で話があちらこちらに飛んでしまう。

ある年の12月、「2月に控えた国家試験に向けて集中力をつけたい」という相談が電話でありました。来院したのは22歳の男性。診療放射線技師の国家試験が間近になっているのに、机に座っても集中できずに勉強が進まないという話でした。

相談者の名前を仮にS君としましょう。S君は来院した時からどことなく挙動不審なそわそわした感じで、緊張気味でした。しかし、電話や問診時の応対は非常にハキハキしていて頭の回転は速そうでした。

さて、問診表の記入を終え、治療室に通されたS君。ベッドに座ってもらいカーテンを引くと、「えっ、これでカウンセリングするんじゃないですよね?」とひと言。治療室の環境では内心を吐露できないほど重大な悩みを抱えているのだろうと察したので、「必要ならば隣の部屋に移りますよ」と言葉をとっさに加えました。

まず、問診表に目を通すと、「1　どうされましたか?」には「集中力をつけたい」と記入。「2　いつからですか?」には「幼少期から」、「3　原因として考えられるものはありますか?」には「たくさんある」と記入がありました。

さっそく問診を始めると、「実は僕には大変な秘密があるのです」と緊張感いっぱいに話し始めます。「この秘密は誰にも言えないし、この先も言うつもりはない。だけどこれを聞いてもらえないと僕を知ってもらえない。だから僕は言う。言う。言う…」と自らを鼓舞するようにつぶやき続けます。

いったいどれだけすごい秘密なのだろうと思いながら聞き続けると、「何を聞いても僕を受け入れてくれると約束してくれますか？」と突き付けられ、一瞬ドキッとしましたが、ここは肝心なところです。

つまり、「無条件の愛」をほしがっているのです。

精神的な疾患に限らず、慢性症状や難治性疾患などで患者さん自身が回復をあきらめていたとしても、**相談相手や先生には無条件に受け入れてもらいたいものです。相談内容を聞いて渋い顔や嫌な顔、困った顔、うすら笑う態度や「それは無理だろう」とか「何を言っているんだろう」という態度、上から目線の対応などは絶対にしてはいけません。**自分が初めての美容室や歯医者に行った時のことを思い浮かべるとよく理解できると思いますが、どんな相談にも動じず、真摯に温かい雰囲気で対応してほしいものです。

●ある「ひと言」でS君の信頼を得る

話をS君に戻すと、「何を聞いても僕を受け入れてくれると約束してくれますか?」という質問に対して、私は「もちろん」とS君の目をまっすぐに見て答えました。私の目を見て安心したのか、「ならば話します」と覚悟を決めたS君。「では、隣の部屋に移りましょう」と誘導して移動している途中のこと。S君から「先生は、国家資格を持っているのですよね?」と思わぬ質問を受けました。

ここまでのやり取りで、私がS君に対して感じた印象は次のようなものでした。

・勉強はできそうだ。
・几帳面そうだ。
・権威を重んじる感じだ。
・誰にでも心を開くわけではなさそうだ。
・条件付きの愛で育てられたのかもしれない。
・狂気の面がありそうだ。

・かなり切羽詰まっている感じ。
・視野が狭そうだ。

ところで、人に対する印象は「経験や体験から生まれる勘」です。注意しないといけないのは、人それぞれの経験や体験から相手に対する印象が生まれているという点です。あくまでも個々人がフィルターを通して見ているわけですから、絶対的なものではなくあくまでも予想です。ですから、「もしかしたら印象とは違うかもしれない」ということは念頭に置いておく必要があります。

いずれにしても、そうした印象を持ったので「国家資格を持っているか」という質問には、「やはり、来たな」と内心思いました。実は、そのことが「一瞬で信頼を得る」チャンスでした。そこで、私が何と言ったか。実は、怒ったふりをしてS君の目をぐっと見ながら、「僕が国家資格を持っていなかったらどうするんですか?」と強い口調で返したのです。

少し驚いた様子のS君に、「君のことを全て受け入れると約束しましたね。それなのに君は私のことは国家資格があるかどうかで決めるのですか？」と聞きました。そして「もしそうなら、今日は帰ってください」ときっぱりと言いました。するとS君は所在なさそうな態度になり、目線を泳がせたまま「分かりました。全部話します」と覚悟を決めた様子。この一瞬で信頼を勝ち取ることができたのです。なぜ、信頼を得たかどうかが分かったかというと、のちほど登場するS君の両親が「息子が『あの先生は違う、あの先生なら何とかしてくれる』と言っていました」と教えてくれたからです。ただ、相手に強く踏み込むこのような方法が誰にでもどんな時にでも成功するわけではないので、その点は注意が必要です。

●自らを奮い立たせて告白したS君

私のひと言ですっかり覚悟を決めたS君。別室に入り、お互いが丸椅子に腰掛け斜めに向かい合いました。真正面に座ると「いかにも」という感じになり、最初の一声が出にくいかもしれないと考えての配慮です。

「じゃあ、言いますよ…」と緊張気味のS君。自らを奮い立たせるように声を絞り出そうとします。「このことを言うのは家族以外ではあなただけですからね。よし、言う、言う。俺は言う！」と自らを鼓舞してボルテージを上げていきます。

ここで私は、S君が話を切り出しやすいように一つ工夫をしました。どうしたかというと、**手にしていた問診表などのバインダーを床に置き、手ぶらにしました。これは「メモは取らずに聞くことに集中しましょう」という意思表示です。結果的に、相手に安心感を与えます。**皆さんも患者さんとの対話や問診で、この方法を試してみてください。

S君のほうにやや上体を傾け、顔はS君の顔が視界に入らないようにややうつむき加減にしました。頭を垂れてS君の第一声をひたすら待つという姿勢です。なぜ、そうしたかといえば、S君も同じ格好だったからです。

「言いますよ、言いますよ…」、「言う。言う。俺は言う…」と相変わらずS君はつぶやき続けます。そして、決心をして明かされた告白は…。

それは守秘義務に関することなので、ここでは詳細を書けませんが、S君自身の学校の試験に関わる他人の配慮について、彼自身が罪悪感にさいなまれているというような内容でした。お分かりいただけないと思いますが、これで察してください。

正直なところ、「えっ、それだけのことで?」と驚くほど意外な内容でした。とはいえ、当事者であるS君の中では大変大きな出来事だったのでしょう。

「そうだったんですか…。よく話してくれましたね」とねぎらい、「そのことはS君にとって大変に大きなことだったんですね」と理解を示しました。

ここで一つ気をつけたことがあります。それは、「悪いことをしましたね」とか「いけなかったですね」と治療者側から見た善悪基準で判定しないということです。そうではなく、「悪いことをしてしまったと思っているんですね」とか「いけないことをしてしまったと思い続けているんですね」と、相手の心中に焦点を合わせた声かけをするようにします。

もっと良い方法として、「悪いことをしてしまったと思っていたんですね」とか「いけないことをしてしまったと思い続けていたんですね」と言い換えると印象が違ってくるのではないでしょうか。微妙な違いですが、「思っているんですね」と言うよりも「思っていたんですね」と過去形にしたほうが「別の考え方があるかもしれない」と潜在的に連想してもらえる効果があると思います。

いかに患者さんの地図になり切るかを考えながら、思い込みを見直す

仕掛けをどこに入れていくか探していきます。

●話の内容よりも話しぶりに問題が

結局、S君はこの告白をきっかけにどんどん話すようになったのですが、最初の待合室で見た挙動不審な印象が話すことによって一層強化されます。「試験勉強に集中したいが、過去の出来事が気になって集中できない。そこを何とかして試験に合格したい」ということなのですが、話があちらこちらに飛んでしまい、いつまでたってもまとまりません。

皆さんの患者さんの中にも関係あることないこと、際限なく話したがる患者さんがいると思います。ただ、そのような場合にそうした患者さんの過去や現在の状況について、あまり重視はしません。今までどのような出来事があってどうなってきたのか、その時々の状況の話を聞き出すと、いつ終わるか分からないほど長く話し続ける患者さんがいます。

人は自分がいかに辛いかなど、状況を話したがります。もちろん、患者さんに満足感や安心感を与えるために心情を吐き出してもらうことが必要な時期もあります。そこで、時間があればゆっくりお付き合いできるのですが、実際にはそれほど時間は取れません。しかも、何より解決には結び付きにくいという現実があります。**心情を聞くことは解決に向かう糸口にはなりますが、それだけで解決できるような問題は浅い問題です。**

話が理論に傾きましたが、本筋に戻ってS君の話から得た情報を要約すると、次のようになりました。

・勉強中に手に汗をかいて困る（今も汗びっしょり）。
・中学受験に失敗した。
・専門学校の卒業試験の際に恩を受けた人が2人いる。
・その人たちに報いるためにも国家試験に合格したい。
・合格して○○大学医学部に入り、博士号を取得してキャリアを積んで成功したい。

ただ、そうした情報よりもS君の話しぶりのほうが気になりました。話の内容が飛んで質問への答えが的確ではなく、いつの間にか尻すぼみになります。どの言葉にも必要以上に力が入る感じで、目つきがきつい感じになることもあります。

中でも「成功したい！」という言葉には恐ろしく力が入り、狂気すら感じるほどでした。そして、「絶対に成功する！」、「成功する！」、「俺は成功する！」と力を込めて繰り返すつぶやきには強烈なコンプレックスが感じられました。そのコンプレックスこそがS君の問題解決の糸口になるのではないかと、そんな気もしました。さらに、「これは、私が対応できるレベルではないかもしれない」とも思いました。

●良いイメージだったのに予想外の展開に

S君との会話は内容があちらこちらに飛ぶので詳細な内容が思い出せないことが多いのですが、その中で一つ印象的だったシーンがありました。それは、真剣な顔で汗をかきながら話すS君が一瞬ギャグを言って、照れた顔を見せたのです。私はそこを逃さず、「S君って結構お茶目だね」と声をかけました。すると、「お茶目ですか？」とさらに照れた様子で表情を和らげます。

S君はおそらく小学校、中学校、そして高校、専門学校と友達関係でもうまくいっていなかったのでしょう。彼自身が気づいていない一面を見つけてもらい、嬉しかったようでした。S君が気分を良くしたところで「そのお茶目さも含めて、ありのままで勉強に取り組めたらいいね」と駄目押しして、その日は良いイメージで終わるようにしました。

そして、次は「S君にとっての成功とは?」、「家族との関係」、「幼少期の生い立ち」、「専門学校卒業試験を助けてくれた2人の位置づけ」などについて聞ければいいなとも思いました。そうしたわけで、次回の予約を入れ、来た時よりは明らかにスッキリした表情で帰るS君を見送ったのですが…。

ところが、その日の夕方のこと。S君の父親からまさかの電話がかかってきてしまいました。事態は思ってもいない方向に向かっていたのです。

「先ほどは息子がお世話になり、ありがとうございました」とお礼のあと、話はこう続きます。

「私たちは、息子が良くなればと思ってそちらに送ったのです。少しは穏やかになって帰ってくるのかと思えば、駅に迎えに行って車に乗り込むなり、『母さん、今日から僕は母さんを傷つける』と言うじゃないですか。これはどういうことなんですか?」

厳しい口調に「どういうことか、こちらが聞きたいくらいだ」と思いながらも、父親を落ち着かせるためにあれこれ話をした結果、「どうしても先生と話がしたい」と言うので終業後の夜9時に来てもらうことにしました。

腰痛の処置をした患者さんがその時は楽になったけれど、自宅に帰ったら痛みが出て「先生、どうしたらいいですか?」と言われた時と同じようなもので、そのような場合は直接話すに限ります。

●その日の夜、動揺してやってきたS君の両親

というわけで、その日の夜、S君の両親が来院しました。父は戸惑い、母は憔悴《しょうすい》している様子。緊張した中で1時間半にわたる話し合いが始まりました。

私にとっては、「傷つける」という言葉の中に人間心理学が詰まっていることを痛感した夜となりました。張り詰めた雰囲気で向かい合い、父親は開口一番、電話口で話したことをもう一度繰り返して言いました。

「私らはこういう所に来ると、気分が穏やかになって帰ってくるものだと思っていたんですよ。それがですね、駅に迎えに行って車に乗り込むなり『母さん、今日から僕は母さんを傷つける』って言うんですよ。妻はもう倒れそうなくらい気持ちがやられています。今までそんなことは全く言うような子ではなかったのに、これは一体どういうことなんでしょうか?」

クレームでも抗議でもない口調でしたが、決して好意的に語っている感じではありませんでした。それに対して、私はこう説明しました。

「それは驚かれたことでしょう。もちろん私たちがそのように指示したり仕向けたりすることはありません。ただ、こういったセッションの場合、その人が隠していた感情や、無意識の中に潜んでいた感情が何らかの形であふれてくることがあります。S君の今回のことも『傷つける』という言葉がそのままの意味を表すものではないでしょう。おそらく何かほかのことを言いたくて出てきたのだと思います」

さらに、S君とのセッションの際に気になっていたことを明らかにしたかったので、「もしよければS君の小さい頃からの様子を教えていただけませんか?」と質問しました。

こうした場合には、質問をするほうが主導権を握れます。今回のように**怒った様子で来た人に対して、いったん受け止めて質問を返すことによって「文句を言いに来た人」対「文句を聞く人」という構図を、「相談に来た人」対「事態を解明する人」に一気に変えることができます。**

そんな両親との話の中で明らかになったことは、次のような点でした。

・気分にムラがある。
・最近は特にムラがあり、夜になるとハイテンションになり「お父さん、眠れないから横で寝ていい？」と甘えてくる。
・小学5年生でいじめに遭った（と言う）。
・6年で転校。
・中学時はバスケットをして人気者だった。
・高校では逆に友達ができず、バスケ部も退部し修学旅行にも行けないほど孤独で挫折感を味わった。
・九州の「国家試験対策の専門学校」に通っている時に一番状態が悪かった。

そうした中で、一番印象的だったのは、父親が「これは関係あるかどうか分かりませんが」と前置きをして続けた次の話でした。

「幼稚園の時から行動にムラがあり、あっちの砂場で遊んでいたかと思えば『あっ、そうだ！』と言って別の場所に変えて遊び始める。そうかと思えば、また『あっ、そうだ！』と言っては別の所で遊び始める。だからなかなか友達付き合いができませんでした」

その何気ない話で分かったことは、「これは気分の問題というよりも脳の発育発達機能の偏りではないか？」という事実でした。それであれば、待合室でのそわそわした挙動不審の感じも、質問への答えがないまま別の話題に飛んでぶつぶつ独り言を言うのも、原因が一つにつながります。

そして、こうなると事情が少々変わります。カウンセリングでの改善という選択肢に、「該当する専門機関での相談」という選択肢も加えなければなりません。しかし、こうした場合はなかなかスムーズには受け入れてもらえません。親も気づかないままなので、「まさか自分の子が」と驚いてしまい、「そんなはずがない」という気持ちになります。しかも、「そんなことを言うなんて、なんていう先生なんだ」と怒りの気持ちが生じてしまうことが少なくありません。

伝え方を間違えると信頼関係にひびが入るどころか、患者さんの改善のチャンスも失います。これもメンタル系にかかわらず、患者さんによく見られる光景です。

そうした怒りの感情は、拒否反応から生まれます。例えば、母親であれば「そんな子を産んだのは私が悪い」という感情になることもあり、そうした自責の念を回避するために拒否反応が生まれます。父親の場合は、「そんな子がいるのは世間体が悪い」といった気持ちを持つことが多く、やはり拒否反応が生まれます。

幸いS君の両親は、自分や世間体よりもS君のことを良くしたい一心でしたので、懸念されたような拒否反応は生じませんでした。ただ、S君の「傷つける」という言葉に対しては、強い拒絶がありました。「今までそんなことを言う子ではなかったのに、一体どういうことでしょうか」という話を何度も繰り返します。

このS君の「傷つける」という言葉には実は深い意味が隠されていて、それが結果としてS君の意図を満たす言葉になり、両親を混乱させる言葉にもなっていました。**言葉は人を生かしたり殺したりします。そこで、セラピストは人と人の間で媒体となり、両極端な立場にいる人をもう一度結び付ける役割を果たさなくてはなりません。**

結局、両親との面談のこの夜はS君の生い立ちと現在の状態を聞き、両親が傷ついたことを聞きました。最終的には、「よろしくお願いします」と頼まれ、話は終わりました。

●明らかになった「傷つける」の意味

そうしたやり取りがあった2日後、S君の予約の日。入室そうそう、前回の帰宅後の話を自分からしてくれました（両親が来たことは内緒にしています）。「あれから、なぜかハイテンションになっていたんです。母親に『傷つける』と言ってしまって、父親に叱られました」とばつが悪そうに教えてくれました。そんなS君との会話を再現してみると…。

私　「へ～、そんなことを言ったんだ。『傷つける』なんて言ったらびっくりされなかった?」

S君「はい、もちろん、びっくりされました」

私「たぶんS君はそういうつもりではなかったと思うんだけど。なぜそういう言葉が出てきたのか教えてもらってもいいかな?」

S君「両親は僕のことをすごく心配してくれています。特に母親は。厳しいこともよく言うのですが一番に心配してくれていて、気を使ってくれているのもよく分かるんです。でも、その気の使われようが僕には負担なんです。で、こないだ先生が『もっとありのままでもいいんじゃない』と言ってくれたのが嬉しくて、『お母さん、僕のことそんなに気を使わなくてもいいよ』って言いたくて。でも、愛情をもって気を使ってくれている母にそんなことを言うと傷つくかなと思ったんです。でも自由になりたくてそんな表現になってしまいました」

S君の心の中では、「もう気を使わなくていいよ」↓「母が傷つくかも」↓「でも言いたい」↓「傷ついてもいいから言う!」↓「母さん、今日から僕は母さんを傷つける」という流れになっていて、つまり「僕はもっとありのままに自分の言いたいことを言う」という宣言だったのです。

一方、両親にとっては、「傷つける」→「危害を加える」→「暴力」という思考が働いてしまいました。**同じ言葉でもそれぞれの連想によってとらえ方が全く変わり、それに伴う感情まで変わるという典型的な例でした。**

このことは、医療従事者としては特に「学び」の多いケースとなりました。**言葉を操って相手の感情をつくることができる**と痛感した例でもありました。

ちなみに、その日のS君のセッションでは運良く家族の話題になりました。S君が家族を好きなことを確認できたので、S君の大好きな家族のそれぞれの個性・性格を挙げてもらい「国家試験までを集中して向かうために、愛する家族のそれぞれの長所を借りるとしたらどんな能力を借りる?」という質問をしてみました。

すると、「祖母」、「父」、「母」、「長女」、「次女」、「飼い犬」、「飼い猫」のメンバーから「優しさ」、「厳しさ」、「気配り」、「一生懸命さ」、「行動力」、「がまん強さ」、「深く掘り下げない」などの能力を借りたいという回答が得られました。そこで、「今日はちょっと勉強する気になれない」とか「今はちょっと自信がない」、「落ち込みそうだ」という気持ちになりそうになった時に、そうした家族の能力を思い出して活用する方法について伝えました。

その夜は父親から「息子が穏やかな様子で帰ってきました」と電話があり、私も安心しました。**恐るべしは「言葉」の威力です。**

Q&A（院長への質問〜回答編）

Q&A

1 治療で力の抜けない患者さんの力を抜くには？

質問

質問者・W先生（愛知県）

治療で力の抜けない患者さんがいます。本人は力を抜いているつもりなのか、あまり言うと気分を悪くして予約を入れなくなることがあります。

そんな患者さんに「催眠術でもかけて力を抜かせられたらな」と以前から考えていました。カウンセリングや治療は催眠療法（例えば暗示を潜在意識に落とし込むなど）とは別物なのでしょうか？

とにかく患者さんの力を抜くヒントをいただければと思います。よろしくお願いします。

●回答●

催眠というのは、テレビなどで見るように「あなたは眠くな〜る」と寝かすことではありません。睡眠と覚醒の境界の部分で、顕在意識（理性）に邪魔されることなく潜在意識（本性）にメッセージを届ける方法です。ですから、紐の先にコインを付けて振ってもいいし、眠らせてもいい。あるいは驚かせてもいいし、泣くほど笑わせてもいいんです。

力の抜けない患者さんというのは、確かにいます。ただ、そうした患者さんには催眠を使わなくても簡単な方法があります。

実は奥深い話なので、まず理論的に説明します。

力が抜けない人というのは、「力」という言葉を聞いただけで「力が入る」というスイッチがオンになってしまいます。なぜかというと、「力」という言語が「力の入った状態」を脳内でイメージするからです。ですから、そうした患者さんは、「力を入れてください」という言い方でも、「力を抜いてください」

という言い方でも、同じ反応をしてしまいます。

「脳は否定形を理解しない」という理論を聞いたことがありませんか。

子どもに留守番をさせる時に、「おやつを食べちゃいけませんよ」と言っておいても、「おやつ」というキーワードが「おやつ」の存在をイメージさせるので、結局、食べてしまいます。「この穴覗くな」という張り紙にもそそられますね。つい、覗きたくなってしまいます。

ですから、**どうしても力の抜けない患者さんの場合には、「力」という言語は使わずにいたほうが良いのです。**

私の場合、脱力を連想させる擬音語で「はい。ダッラ〜〜〜ン」と患者さんに呼び掛けて誘導します。この時、声のトーンを高くせず、声のスピードはもちろんゆっくりです。そして、「ラ〜〜〜ン」のところは間延びした感じにします。

また、患者さんの視界に入って、脱力感を連想させる表情と振る舞いをするようにします。例えば、手をつかんでいるとしたら、その手はソフトな感じにします。要は、自分が「ダッラ～～～～ン」とした状態になる感じです。文章では伝えにくいのですが、いかがでしょうか。この方法で、全員とはいいませんが、多くの患者さんの場合、力が緩むのでぜひ試してみてください。中にはそれでも力が抜けない患者さんがいると思います。その場合には、「力が抜けなかった…」という挫折感を感じさせないように配慮して、次回にまわすといいでしょう。

2 寝違いの患者さんに納得して通院してもらうには？

質問

質問者・T先生（石川県）

「寝違えて首を動かすと痛い」と訴える患者さんがよく来ます。

先日もそうした患者さんが3人立て続けに来院し、原因などについてどう説明するか、いまさらながらに困りました。寝違いの原因が筋肉なのか関節なのか、寝ているだけなのに筋肉がなぜ緊張して痛くなるのか、どのように説明すればいいのでしょうか？

患者さんに「こうしていくからしばらく治療を続けてください」とお願いして、納得して通院してもらうには、どのように説明すればいいのでしょうか？

●回答●

患者さんに「何を」「どのように」伝えるか、これは大事なことですね。

そして、もっと大事なことはその「目的」です。ご質問の場合、「再来院を得ること」が目的だとすると、「どのように」では、「納得を得られるように」が答えになります。

そして、「納得を得られるように」するための方法はいくつもあります。

今回は、「寝違いの原因」について納得してもらうわけですが、そうした場合、**皆さんの院で「どのようなキーワードで治療をしているか」が大事になります。**

例えば、骨盤の歪み、血行不良、頸椎1番の歪み、リンパの流れ、足裏の退化、股関節の可動域減少、栄養不足、潤い不足、ストレス、気の流れ、エネルギー欠乏、酸素不足、髄液の流れ、噛み合わせ不良、猫背、O脚、自律神経などさまざまなキーワードが浮かびます。

そして、**そうした症状の中で最終的に帰結する場をどこにするかを決めておくと、どの症状でも一貫性があって説明しやすくなり、患者さんの納**

得を得られやすくなります。

また、私たちがいくら最新の情報や理論を説明しても、ほとんどの患者さんは覚えていません。ですから、別の方法として、「先生が知っていることを伝える」のではなく、「患者さん自身が感じていることをうかがう」という進め方もあります。

具体的に、私が「寝違い」の患者さんに対してよく使うコミュニケーションは、次のようなものです。

「寝違いで来られる患者さんは、症状が現れるよりも以前に忙しかったり疲れがたまっていたりした方がほとんどなんですよ。もしかして、○○さんも最近忙しかったりちょっと疲れがたまっていたりしていませんでしたか？」

すると、おそらく明るい表情で、「そうなんですよ。分かりますか？」と聞き返されます。そう言われたら、「触ったら分かりますよ」と言ってあげましょう。

あなたの先生としての腕の信頼度が上がります。さらに、「これは絶対に良くなる症状ですから、良くなるまで安心して通ってくださいね」と語りかけると、それで十分です。

あとは患者さんのニーズをうかがいつつ、先生が絶対に治せるという自信の態度を見せることです。

3 患者さんに対して「主導権を握る」というのはどのようなことか？

質問

質問者・A先生（岡山県）

「患者さんに対して主導権を握りなさい」とよく言われますが、その意図はどのようなものなのでしょうか。

治療効果を上げるためなのでしょうか、それとも再来院を促すためなのでしょうか？

私は、宇宙や神様は人をコントロールしないという教えを学んだので、どうなのだろうと思ってしまうのです。

私たちは皆、自由意思を与えられて生きています。もしも神様が特定の道を歩むように命令しないのならば、いったいどのような人間がそれを要求できるのでしょうか。そのようなことがベースにあるので、主導権とはなんだろうと思ってしまうのです。

●回答●

このAさんの疑問を、実は私も抱きました。主導権、誘導、利益、尊重、自主性、洗脳、コントロール、本音…。患者さんと接していくうえで関わりの深いこれらの概念をどのように考えればいいか、皆さんも興味があるのではないでしょうか？

中には、「儲けるためなんだから誘導して当たり前」とお考えの先生もいるかもしれません。しかし、ほとんどの先生はこのことで迷ってしまう場合が多いと思います。そして私自身も悩んだ末に一つの結論を持つに至りました。ただ、私が一方的に最初に述べてしまうと、「ほほ～、そうなんだ」で終わってしまうと思います。そこで、ほかの先生の意見も紹介することにします。

例えば、山口県のK先生の意見は次のようなものです。

「相手を尊重するという思想を基本に患者さんが望むなら、その痛みや不調などの治癒の手助けをする目的においては主導権を握るという立場が必要ではないかと思います。主導権を握ることで、患者さんの治そうとする意思を積極的に誘導しやすくできそうです。無意識的な部分のエネルギーの流れも、先生サイド（高いエネルギー）から患者さんサイド（低いエネルギー）へと流れやすくなると思います。

治療や治癒を望んでいる患者さんに対して、主導権を握ることは『エゴを持つ』ことには該当しないと感じました。ただ、私としては『主導権を握る』という表現が、相手との優劣を表している感じがして、いま一つしっくりこないかもしれません」

K先生は「主導権」を「導き」ととらえているため、自己の中で収まりがついているようです。

「主導権」、あるいは「コントロール」という言葉から何を連想するか皆さんに聞くと、「洗脳」と答える人もいれば、「導き」とか「案内」、「販売」、「強制」、「リーダーシップ」といろいろな答えが返ってきます。これらはあくまでも皆さんの個々の脳内で起こっている連想です。そして、脳内で「ネガティブ・ポジティブ」の判断、意味付けがなされています。

例えば、儲かっていない先生や不安が消えない先生、あるいはいつも不満のある患者さんやなかなか治らない患者さん、メンタル疾患の患者さんなど問題のある人は、ほとんどの場合にその意味付けが歪んでしまっています。自分の「枠」の中でしか物事を見られなくなった時、誰もが問題を抱えてしまいます。その「枠」から外れて別の見方や考え方ができるようになると、問題解決がスムーズに進みます。

結局、**主導権を握るということは、相手に考えさせないでこちらに身を委ねてもらうことです。身を委ねた時、患者さんは緊張が解けてリラックスします。**そういう状態で治療を受けてもらうことにより、効果が高まるというわけです。

■おわりに■

最後までお読みいただきありがとうございます。

いかがでしたでしょうか？　あなたの明日からの活動に一片の示唆がありましたでしょうか。

私がＮＬＰを学び始めたのが２００６年。10年以上経った今でもスキルアップを目指し学び続けています。この本をお読みのあなたもそうであったように、私自身もこの10年間でいろいろな経験を増やしました。

★事業を拡大し売り上げが大幅にアップした。
★スタッフが倍増した。
★41歳で専門学校に入学し国家試験にチャレンジした。
★がんで入院・手術・抗がん剤治療を経験した。
★入院中に新事業を立ち上げた。

★新店舗をオープンし1年後に閉店を経験した。
★スタッフの退職が相次いだ。
★フルマラソンを完走した。
★信頼していた仲間に裏切られダメージを被った。

大きな出来事を挙げてもこれだけの経験がありました。良いことも悪いことも起こりました。望むことも望まないことも起きました。

経営者兼院長でもありNLPトレーナーでもあり、治療家という立場の私がこのような経験をしたことは、振り返ってみれば全て「人の痛みが分かる」ようになるための最高の経験でした。

これらの経験を通して、辛いこと嬉しいこと、いろいろな感情を全身で感じる機会に恵まれました。そして一つひとつ対処していくうちに自分自身にも変化が起きました。

NLPを患者さんとのコミュニケーション向上スキルだと思っていましたが、実は自分自身とコミュニケート（つながる）するスキルでもあったのです。
今回収録したケースは私がＧＩＳＴ（消化管間質腫瘍）という難治性の希少がんにより、入院・手術・抗がん剤治療を経験する前の記事です。自分で読み返してみても、病前と病後では、この本の元となったメールマガジンに書く内容が違っていることが分かります。もし機会と要望があれば続編も書いてみたいと思います。

患者さんは病気にはなるが病人にはなってほしくない。
患者さんの心が癒され心が平穏になり、苦痛が和らぎますように。
そして対人支援者である医療従事者自身が
その愛をもって自分も相手も包み込みますように。

そう願ってやみません。

今回この出版に多大なご協力をくださったサンルクス株式会社の海野雅子さん。海野さんとのご縁をつないでくださったＳＢＭ（スーパービジネスマン養成講座）の吉江勝さん。無知な私を導いてくださりありがとうございました。
未熟な私に身をもって成長の機会を与えてくださったこの本に登場された患者さん、ありがとうございます。皆さんのおかげで私も一層の精進を誓うことができ、読者の方々も多くのことを得たと思います。

「人はいつでも
いつからでも変われる」

2017年2月吉日　廿日出庸治

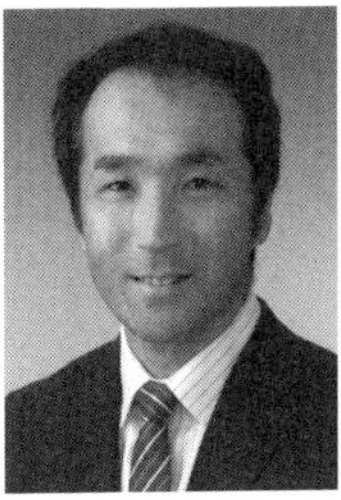

Off Time

家族は妻と息子・娘の４人と柴犬１匹。バイクと音楽（特にマニアックなロック）が大好き。学生時代は陸上部(400・800m)で活躍。今でもマラソン大会に参加しています！

著者紹介

廿日出 庸治

（はつかで　ようじ）

略歴

昭和42（1967）年11月８日生まれ。
広島県呉市（旧豊田郡）豊町出身。

大阪YMCA社会体育専門学校卒。
朝日医療専門学校広島校柔道整復科卒。

スポーツトレーナーとして㈱コマ・スポーツ勤務後、整体師の資格を取得。

平成11（1999）年４月、東広島市西条土与丸に「ボディ・バランスクリニック」を開院。
平成20（2008）年９月には現在地である西条本町に「ボディバランス整骨院」として拡大移転。

・厚生労働大臣認定　柔道整復師
・日本成人病予防協会　健康管理士
・米国NLP協会(TM)認定　NLPトレーナー
・米国NLP協会(TM)認定　NLPコーチ
・NLPミレニアムジャパン認定 ライフチェンジコーチ

・ワイルドサイド20㈱　代表取締役
・ボディバランス整骨院　院長
・メディカルNLPコミュニケーション研究所　代表
・SWAC広島ランニングクラブ　オーナー

この本の感想、質問に関しては下記にご連絡ください。

bbc4738@ybb.ne.jp

必ず返信致します。

患者に寄り添う医療コミュニケーション

定価　本体2,200円（税別）

2017年2月14日　初版第1刷発行

著　者　廿日出《はつかで》　庸治《ようじ》

発行人　海野　雅子

デザイン　倉田　早由美

発行所　サンルクス株式会社
105-0014 東京都港区芝一丁目10番11号　コスモ金杉橋ビル
電話：03-3455-5061　FAX：03-3455-5828
info@sunlux-inc.com

発　売　サンクチュアリ出版
151-0051　東京都渋谷区千駄ヶ谷2-38-1
電話：03-5775-5192　FAX：03-5775-5193

印刷製本　株式会社シナノ

ISBN978-4-86113-284-1